W9-CGS-261

OsteoPilates

Para aumentar la densidad ósea,
reducir los riesgos de fracturas,
mejorar la apariencia física
¡y sentirse maravillosamente!

Karena Thek Lineback

OsteoPilates

Para aumentar la densidad ósea,
reducir los riesgos de fracturas,
mejorar la apariencia física
¡y sentirse maravillosamente!

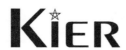

Se hallan reservados todos los derechos. Sin autorización escrita del editor, queda prohibida la reproducción total o parcial de esta obra por cualquier medio -mecánico, electrónico y/u otro- y su distribución mediante alquiler o préstamo públicos.

Lineback, Karena Thek
    Osteopilates : para aumentar la densidad ósea, reducir los riesgos de fracturas, mejorar la apariencia física ¡y sentirse maravillosamente! - 1a ed. 1a reimp. - Buenos Aires : Kier, 2006.   304 p. : il. ; 23x16 cm. (Medicina)

Traducido por: Leandro Wolfson

ISBN 950-17-1269-9

1. Ejercicios Físicos. 2. Osteopilates. I. Leandro Wolfson, trad. II. Título
CDD 796.44

Título original en inglés:
OSTEOPILATES © *2003, Karena Thek Lineback.*
Edición original en inglés publicada por:
Career Press, 3 Tice Rd., Franklin Lakes, NJ 07417 USA.
Todos los derechos reservados
Diseño de tapa:
Carlos Rossi
www.rossidisegno.com
Composición tipográfica:
Mari Suárez
Traducción:
Leandro Wolfson
Correctora de pruebas:
Prof. Delia Arrizabalaga
LIBRO DE EDICION ARGENTINA
Queda hecho el depósito que marca la ley 11.723
ISBN-10: 950-17-1269-9
ISBN-13: 978-950-17-1269-8
© 2006 by Editorial Kier S.A., Buenos Aires
Av. Santa Fe 1260 (C 1059 ABT) Buenos Aires, Argentina
Tel: (54-11) 4811-0507   Fax: (54-11) 4811-3395
http://www.kier.com.ar - E-mail: info@kier.com.ar
Impreso en la Argentina
Printed in Argentina

Dedicatoria

A mi marido:

Sin ti, me habría sido totalmente imposible escribir este libro.

A mi hijo:

Gracias por renunciar a tus juegos de computación para que yo pudiera escribir el libro.

Los amo a ambos.

A mis padres:

Les agradezco su inconmovible amor y apoyo.

Reconocimientos

En primer lugar, debo expresar mi reconocimiento por todo el trabajo realizado por mi esposo –mi primer editor– para este libro. Tomó lo que parecían fragmentos de un monólogo interior y comenzó a darles una forma mucho más legible. Quiero agradecer además a mi editor en Career Press, Clayton Leadbetter, quien tomó esa forma más legible y la convirtió en una obra de arte. A Briana Rosen debo agradecerle no sólo su hermosa tapa, sino también su estímulo. A New England Publishing Associates y, en especial, a Elizabeth Frost-Knappmann debe acreditárseles que no sólo hayan aceptado mi propuesta de OsteoPilates sino que se entusiasmaran con la obra y transmitieran su entusiasmo a quienes debían publicarla. Un agradecimiento especial para Dennis Mecham, de Salt Lake City, Utah, por su visión artística, presente en todas sus fotografías y evidente a lo largo del libro. A Georgio Simeon le agradezco que haya sabido ver los beneficios que esta obra puede traerles a muchos miles de personas, y se haya tomado el tiempo para publicitarla e interiorizarme sobre el mundo del *marketing* de un libro.

Mi mejor equipo de *marketing* fue el constituido por mis padres, Richard y Regina Thek, a quienes les debo por esto un millón de gracias. Si las empresas de gaseosas tuvieran trabajando para ellas a gente como mis padres, ya no saldría agua de las canillas de las cocinas. A todos mis familiares y amigos les agradezco que hayan creído en mí y me hayan alentado en este temerario proceso de crear un libro. No hay nada más estimulante que tener amigas (Chrissy Schreibstein, Pammy Sue Vanderway y Courtney B. Norris) que saltan de la silla por la alegría que les produce compartir con una la buena noticia. Debo mencionar, asimismo, a Annie Cook, la primera persona que me dijo: "Escríbelo, ¡es una gran idea!". Un agradecimiento especial a mi hijo, quien se pone tan contento cuando publico un libro como cuando echo por tierra con todos los bolos del *bowling*; nadie como él para poner a cada cosa en su perspectiva justa.

Por último, vaya mi gratitud a los doctores Parviz Galdjie, del Instituto de Osteoporosis de Santa Clarita, California, y Christiane Northrup, autora de *Women's Bodies, Women's Wisdom* [Cuerpo de la mujer, sabiduría de la mujer] (Bantam, 1998) y de *The Wisdom of Menopause* [La sabiduría de la menopausia] (Bantam, 2001) por su aprobación de todo lo que se dice en OsteoPilates.

Prólogo

La osteoporosis ha pasado a ocupar con toda justicia el primer plano en el tema de la salud de la mujer. Es un hecho infortunado que una enfermedad que hoy puede prevenirse y tratarse afecte y altere tan tristemente la calidad de vida, y la vida misma, de tantos millones de mujeres. Fue por ello un gran placer para mí prologar este libro, bellamente escrito e ilustrado. *OsteoPilates* ofrece un amplio conjunto de informaciones muy necesarias. Pero más importantes aún son las instrucciones que brinda para realizar determinados ejercicios del método Pilates, que pueden ayudar a la población en general (y en especial a las mujeres) a participar de manera activa en el cuidado de su salud, volviendo así más lentas o aun revirtiendo las pérdidas de masa ósea que pudieran haber tenido lugar.

Si siguen las directivas de este libro –en lo relativo a la dieta, la ingesta de calcio y otros suplementos nutritivos, la realización de densitometrías cuando es oportuno, y, por supuesto, los ejercicios del método Pilates, que tienen en el libro un papel central–, miles de mujeres se ahorrarán los sufrimientos provocados por las fracturas y deformidades que son inevitables si no se le presta a esta silenciosa enfermedad la atención que merece.

Recomiendo enfáticamente esta obra. Creo que debería haber un ejemplar en cada hogar y ser leída por todos los miembros de la familia, en especial por las mujeres de cualquier edad.

– Dr. Parviz Galdjie, FICS
Osteoporosis Institute
23838 Valencia Blvd.
Suite # 150
Santa Clarita, CA 91355, USA
661-253-0142

Introducción

Escribir este libro era una necesidad, una de esas cosas de la vida de una persona para las cuales no parece haber ninguna opción. La falta de información sobre la manera de convivir con la osteoporosis y de realizar ejercicios que ofrezcan seguridad es sumamente llamativa. Las pautas que siguen son, quizá, el secreto más celosamente guardado de nuestro sistema de atención de la salud. Creo con toda sinceridad que cuando los conocimientos reunidos en este libro sean ya consabidos, cuando los exámenes sobre la densidad ósea se hayan vuelto cosa de rutina y cuando se adopten medidas preventivas para las personas que sufren mayor riesgo, la osteoporosis se convertirá en una enfermedad del pasado.

Muchos profesionales de la salud con los que he conversado dicen que la osteoporosis es "la enfermedad más fácilmente evitable". Sin embargo, no se hace *nada* para prevenirla. Se carece de información al respecto. Un gran número de pacientes realizan ejercicios físicos con el objeto de aumentar su densidad ósea y así combatir la osteoporosis, pero, en realidad, los movimientos que efectúan aumentan el riesgo de fracturas.

Por desgracia, no he conocido a nadie que padeciera osteoporosis y estuviera familiarizado con las pautas de movimiento físico seguro que me fueron inculcadas en mi primerísima clase para obtener mi diploma. Esas pautas no eran ningún misterio para mí, que no tenía osteoporosis, por eso no entendía por qué debían serlo para personas seriamente afectadas o que incluso habían quedado inválidas por violarlas. Busqué información en librerías y en la Web; no encontré nada escrito sobre la forma de ejercitarse y de vivir sanamente con esta afección, salvo en los textos dirigidos a profesionales, pero la mayoría de las personas que padecen de osteoporosis no leen esta clase de textos.

Claro que existe mucha información acerca del modo de evitar las caídas, pero según mi experiencia no es así como se produce una buena porción de las fracturas. Tenía una joven clienta (de algo más de cuarenta años) con osteopenia, que se fracturó la columna haciendo ejercicios para abdominales en el gimnasio de su barrio. ¿Puede usted imaginarse algo más desalentador? Ella sabía que tenía una baja densidad ósea y estaba tratando de superar ese problema, pero terminó fracturada. En su lugar, yo hubiera abandonado por completo cualquier ejercitación física, en la certeza de que, no importa lo que hiciera, estaba condenada a quebrarme los huesos. Las fracturas que tienen lugar durante una clase de gimnasia les hacen creer a quienes las padecen que tal vez estiraron demasiado la columna, o se "propasaron" en uno o dos ejercicios; la realidad es que se provocaron una lesión seria. En ciertos casos, se acumulan varias pequeñas fracturas antes de que la mujer acuda al médico por el creciente dolor de espalda. Cuanto más se acumulan estas fracturas minúsculas, más aumenta la deformidad de la columna... y por ende, la dependencia de quien las tiene, respecto de otras personas. Como ve, escribir este libro era, sin lugar a duda, una necesidad.

La estimulo a leerlo y así aprender todo lo que hay que saber sobre la osteoporosis. Como suele decir mi marido, "Quien está alertado está armado de antemano". Aquí encontrará no sólo pautas para realizar movimientos seguros y un programa íntegro de ejercitación sana para la osteoporosis, sino que además llegará a conocer todos los temas básicos relativos a esta afección. Sabrá cuáles son sus causas (tal vez en este mismo momento tenga un hábito que reduzca su densidad ósea), de qué manera afecta la menopausia la densidad ósea de la mujer, qué hábitos alimentarios y qué medicamentos pueden contribuir a aumentar la densidad ósea.

Le deseo el mayor de los éxitos en el viaje que ha emprendido para mejorar su salud. El propio hecho de que haya adquirido este libro indica que pertenece al tipo de personas que prefieren tomar en sus propias manos las riendas de su vida, sin dejarse conducir por ninguna otra influencia, por importante que esta sea. Muchos de mis clientes incrementaron su densidad ósea, y estoy segura de que también usted podrá hacerlo.

PRIMERA PARTE

Algunos datos sobre la osteoporosis y la densidad ósea

CAPÍTULO 1

Una de cada dos mujeres (y otros secretos de la osteoporosis)

- El 50% de las mujeres y el 12% de los hombres sufren alguna fractura relacionada con la osteoporosis después de los 50 años.

- En Estados Unidos, los gastos en hospitales y clínicas de todo el país vinculados con la osteoporosis y las fracturas asociadas a esta cuestan 17.000 millones de dólares por año, a razón de 47 millones diarios.

- Cada año se produce más de un millón de fracturas por osteoporosis, que incluyen:
  - ✓ 300.000 fracturas de cadera;
  - ✓ 700.000 fracturas de columna;
  - ✓ 250.000 fracturas de muñeca;
  - ✓ 300.000 fracturas en otros lugares del cuerpo.

- La probabilidad de que una mujer sufra una fractura de cadera es mayor que las probabilidades sumadas de que sufra cáncer de pecho y cáncer de ovario.

¿Qué sucede después de una fractura de cadera?

- Aproximadamente uno de cada cuatro pacientes de más de 50 años que se fracturan la cadera muere dentro del año posterior a la fractura. La cantidad de hombres que fallecen por ese motivo es el doble que la de mujeres.

* Alrededor del 25% de las personas que sufren una fractura de cadera deben ser internadas durante mucho tiempo para su atención o rehabilitación.

Tener unos pocos huesos frágiles... ¿qué tan malo puede ser?

Las personas con problemas de osteoporosis que me piden una consulta son de dos tipos. El primer grupo comprende muy bien el riesgo de fractura que implica la osteoporosis y desea aprender todo lo posible para impedir que ella se produzca. Para ser sincera, debo decir que he tenido un solo caso que se ajusta a esta categoría. El segundo grupo, mucho más frecuente, conoce las estadísticas pero aun así no cree que, a raíz de la osteoporosis, pueda quebrarse un hueso... ¡aunque esto ya haya sucedido! Estos individuos suelen decirme: "Bueno, sólo tengo un poquito de osteoporosis" o "Mi osteoporosis no es muy grave". Es verdad que existen distintos grados de pérdida ósea, pero si ya se ha efectuado el *diagnóstico* de osteoporosis es porque, desde un punto de vista médico, la pérdida ósea ya "es grave y está establecida". Si usted aún no está convencida, o si es joven y necesita que la convenzan de ingerir algunos comprimidos más de calcio, el relato –muy real– que leerá a continuación es justo para usted. Dicho sea de paso, la mayoría de las personas no cree que vaya a sufrir jamás una fractura; si son mujeres, están seguras de que no pertenecen a ese 50% que padecerá una fractura por osteoporosis en algún momento de su vida. Por favor, lea lo siguiente:

Es una linda mañana y usted se dispone a salir de compras con una amiga. Hasta hace unos meses, las compras no eran más que una tarea molesta que debía acomodar entre los distintos quehaceres del día, pero en los últimos tiempos esta clase de salidas se han vuelto mucho más pesadas, porque ya no puede conducir su automóvil. En su última visita al médico, este le reveló exactamente lo que temía: una nueva fractura en la columna. Usted confiaba en que no fuese sino un fastidioso dolor de espalda, pero ya es la tercera vértebra que se fractura, de modo que su hipótesis de mero dolor muscular quedó descartada. Como el dolor le dificulta conducir, el médico le ha dado un certificado provisional para estacionar el vehículo, hasta que le entreguen el definitivo.

Una vez que llegan a la tienda, necesita la ayuda de su amiga para salir del auto. Le molesta tener que colgarse de su brazo al caminar, pero acepta su ayuda porque sabe que una fractura más sería insoportable. De la tienda van a la oficina de correos; en el espejo que hay a la entrada, echa un vistazo a su aspecto. Las fracturas de las vértebras la dejaron jorobada y barrigona como una anciana. Recuerda que, cuando era niña, su madre solía decirle: "¡Párate derecha!". Tenía que echar los hombros hacia atrás y hundir el vientre. ¡Ojalá fuera tan fácil ahora! Por más que lo intenta, nada puede ocultar las deformidades producidas por la osteoporosis.

Luego van a la sección de prendas femeninas de una gran tienda y se dirigen al lugar donde venden los tamaños especiales. No es que usted tenga sobrepeso ni que su tamaño físico sea mayor que el normal, pero la joroba en la espalda y el vientre distendido no le permiten comprar prendas comunes. Sólo le queda usar los vestidos para "gordas", que le cuelgan como mantones.

Hecha la compra, su amiga la acompaña al restaurante del lugar. Llega sin aliento, pensando que, por ese día, basta. Su postura deficiente no sólo le comprime los pulmones e impide una respiración normal, sino que camina mirando el suelo. Por más que su amiga le parlotea sin descanso, usted se siente apartada del resto del mundo que la rodea.

Al fin vuelve a casa, dos horas más tarde, exhausta.

Factores de riesgo de la osteoporosis

Quizá usted ya tenga osteoporosis. En tal caso, ¿de qué le serviría conocer los factores de riesgo? Algunos de ellos, como los genéticos, son inmodificables, pero hay otros en la lista que *pueden cambiar*. Si usted tiene algún hábito o practica alguna actividad conocida por su acción reductora de la densidad ósea, tal vez pueda modificar sus patrones de conducta y evitar que la pérdida se agrave.

· Género

La probabilidad de contraer osteoporosis es mayor en la mujer. Las mujeres tienen menos tejido óseo que los hombres y pierden sus huesos más rápidamente que estos debido a los cambios hormonales que tienen lugar durante la menopausia.

· Edad

Cuanto mayor sea usted, más riesgo corre de contraer osteoporosis, ya que con la edad los huesos se tornan más débiles y pierden densidad. En las mujeres, la mayor parte de la pérdida ósea se produce en la menopausia. En los hombres, salvo que medie alguna otra afección clínica, la masa ósea no se pierde hasta que tienen alrededor de 70 años.

· Contextura física

Las mujeres de huesos pequeños corren mayor riesgo por el solo hecho de que, para empezar, no poseen una gran masa ósea. Mi hermana tiene las muñecas tan delgadas que, haciendo un círculo con mi pulgar y mi dedo mayor, las abarco a ambas: su riesgo de contraer osteoporosis es más grande que el mío, que soy mucho más "robusta" que ella.

· Grupo étnico

Las mujeres caucásicas y las asiáticas son las que corren mayor riesgo; las siguen de cerca las afroamericanas y las hispánicas. Se estima que la mujer caucásica de piel blanca y cabello rubio o pelirrojo es la más expuesta a raíz de la falta de colágeno en su organismo. En mi caso –una pecosa, ex pelirroja–, la suerte no me favorece. En todos los grupos étnicos, la ingesta de calcio es mucho menor de lo aconsejable, y por lo tanto todo el mundo corre un gran riesgo. Para mayor información sobre los riesgos particulares de determinados grupos étnicos, vea el Capítulo 2.

· Historia familiar

Los genes de cada persona pueden determinar que sufra o no una fractura. En general, si nuestros padres tuvieron antecedentes de osteoporosis, tendremos una predisposición a adquirirla. Pero el hecho de que uno de ellos se haya roto alguna vez un hueso no significa que nos tenga que suceder lo mismo. Podemos evitarlo.

· Menopausia

Se cree que la caída de los niveles de estrógeno que se produce durante la perimenopausia y la menopausia tiene como consecuencia la pérdida de masa ósea. Otra hormona de la familia de la testosterona, el andrógeno, comienza a bajar lentamente de nivel en las mujeres alrededor de los 25 años. Es posible que los bajos niveles que alcanza esta hormona para la época de la menopausia sean en parte responsables de la escasa densidad ósea.

· Amenorrea

La amenorrea es la falta del período menstrual en una mujer premenopáusica. Ella da origen a bajos niveles de estrógeno en el organismo, lo cual, a su vez, parece ser la causa de la pérdida de la masa ósea. La edad, por sí sola, no es un indicador. Una mujer joven a la que se le interrumpe la menstruación puede tener huesos como los de una persona de 70 años con osteoporosis; y como le sucede a esta, sus huesos pueden quebrarse con facilidad y sanar con gran dificultad. En las mujeres jóvenes, la amenorrea se debe habitualmente a la mala alimentación crónica y al exceso de ejercicio físico, elementos ambos que disminuyen las grasas a punto tal que su nivel es demasiado bajo para soportar un ciclo menstrual normal.

· Hipogonadismo

En el hombre, una escasa proporción de testosterona da origen al hipogonadismo. Así como la disminución del estrógeno parece dar como resultado la pérdida ósea en la mujer, lo mismo es válido respecto de los bajos niveles de testosterona (y posiblemente también de estrógeno) en el hombre. Aproximadamente el 30% de los hombres que han sufrido una fractura de vértebra tienen niveles de las hormonas sexuales inferiores a lo normal. Al hombre no le ocurre, como a la mujer, una reducción súbita de las hormonas sexuales en la mediana edad, pero determinados medicamentos pueden hacer que los niveles de testosterona caigan a ritmo acelerado. (Vea el cuadro de la página 27).

· Hiperparatiroidismo

Las paratiroides son unas glándulas que regulan la cantidad de calcio en la sangre. En los pacientes con hiperparatiroidismo, las glándulas interpretan erróneamente que no hay calcio suficiente y liberan la hormona paratiroidea (PTH) para elevarlo. Ese calcio que va a parar a la sangre les es sustraído a los huesos, y los riñones tendrán que excretar una cantidad de calcio mayor que la habitual.

· Enfermedad de Crohn, colitis e inflamación intestinal

Estas tres afecciones gastrointestinales reducen en gran medida la cantidad de calcio que puede absorberse a través del tubo digestivo. Si la absorción insuficiente de calcio persiste por un período prolongado, constituye un factor de riesgo significativo de baja densidad ósea.

· Hipertensión

Se ha comprobado que en los individuos hipertensos la excreción de calcio por la orina es significativamente mayor, y ello hace que exista menos calcio disponible para las nuevas formaciones óseas.

· Anorexia

La anorexia suele ir acompañada de amenorrea, delgadez y malos hábitos alimentarios que dan por resultado una ingesta insuficiente de calcio. Esto implica que cualquier anoréxico presenta al menos tres factores de riesgo para la osteoporosis, sin mencionar las enfermedades secundarias al estrés propio de la desnutrición.

· Ejercicio físico excesivo

El exceso de actividad física lleva a que disminuya peligrosamente el nivel de las grasas. Si una mujer tiene, además, amenorrea, sus niveles de estrógeno sufren una reducción adicional, y esto disminuye la densidad ósea. Por otra parte, las personas que practican ejercicios en demasía suelen tener una dieta deficitaria en muchos nutrientes, en especial el calcio. Estos gimnastas a dieta crónica suprimen los productos derivados de la leche, como una manera de ingerir menos grasas.

· Gaseosas

El problema aquí no radica en las gaseosas en sí, sino en que las personas proclives a beberlas no suelen consumir suficiente leche ni otros alimentos necesarios para contar con la dosis apropiada de calcio. Yo soy "adicta" a dos gaseosas por día. Para resolver esta cuestión, decidí tomar un vaso de agua antes de las gaseosas, y un vaso de jugo de naranja con calcio una o dos horas después.

· **Cafeína**

Una alta dosis diaria de cafeína (tres o más tazas de café) puede contribuir a la pérdida ósea. Curiosamente, sin embargo, se ha hallado que el té verde o el común (pese a que ambos contienen cafeína) son saludables para la osteoporosis. Ciertos estudios han demostrado que las personas que los beben regularmente tienen menos probabilidades de sufrir pérdida ósea en la cadera y la columna.

· **Ooforectomía bilateral**

Si a una mujer se le extirpan los dos ovarios, también se le sustraen el estrógeno y la progesterona que ellos secretan. Independientemente de la edad de la mujer en el momento de la operación, los bajos niveles de estrógeno le hacen correr un riesgo inmediato de osteoporosis.

· **Vida sedentaria**

Úsalo o lo perderás... Las dosis moderadas de tensión en las articulaciones que genera el ejercicio físico aumentan la densidad ósea; a la inversa, la falta de ejercicio promueve la baja densidad. Que muchas mujeres jóvenes se abstengan de los ejercicios físicos porque quieren permanecer delgadas –piensan que el ejercicio las hará "inflarse" y aumentar de peso– es una verdadera tragedia. Conviene brindarles a nuestros hijos suficientes ejercicios físicos como una manera de protegerlos de la osteoporosis cuando sean adultos. La masa ósea alcanza su punto culminante u óptimo en el adulto joven; si una jovencita tiene ya escasa densidad, no le quedará mucho para perder cuando llegue a la adultez. Cuanto más denso es el hueso, menor es la probabilidad de que la cuota inevitable de pérdida origine una osteoporosis.

· Guardar cama o permanecer inmóvil

Luego de un prolongado período de inmovilidad, la densidad ósea disminuye rápidamente. Por ello, si uno ha sufrido un accidente o ha debido guardar cama por una enfermedad, es imperativo que se ponga en movimiento lo antes posible. En caso de ser factible, tenga cerca de la cama unas pesas de mano.

· Hábito de fumar

Aceptémoslo: el hábito de fumar aparecerá en cualquier lista de esta índole. Investigaciones recientes han revelado que la nicotina y otras sustancias químicas presentes en el cigarrillo pueden ser directamente tóxicas para los huesos. Por otra parte, este hábito inhibe la absorción de calcio y otros nutrientes importantes que mejoran el estado de salud general, amén de prevenir la osteoporosis. Lo que los estudios demuestran con certeza es que existe un nexo directo entre el hábito de fumar, la rápida pérdida de masa ósea y un alto índice de fracturas de cadera y vértebras.

· Alcohol

Tanto en el hombre como en la mujer, el consumo excesivo de bebidas alcohólicas puede provocar deficiencias hormonales (pregúntele a su médico qué significa un "consumo excesivo": tal vez sea muy inferior a lo que usted piensa). En la mujer, da origen a ciclos menstruales irregulares, que incrementan el riesgo de osteoporosis. Los hombres alcohólicos tienden a producir bajos niveles de testosterona, y la baja testosterona está asociada a una menor actividad de los osteoblastos –las células que estimulan la formación ósea–. Amén de todo eso, se ha comprobado que los alcohólicos tienen altos niveles de cortisol, un corticosteroide, lo cual se conecta con una menor formación ósea y una mayor reabsorción del hueso. Además, los corticosteroides obstaculizan la absorción del calcio, y esto hace que aumente la secreción de la hormona paratiroidea (vea "Hiperparatiroidismo", página 19).

· Lupus

La mayoría de los enfermos de lupus toman un glucocorticoide para el dolor, pero se sabe que los glucocorticoides reducen la densidad ósea.

También parece ser que la propia enfermedad origina pérdida ósea. Por otra parte, esta última puede ser el producto de la mera inactividad, y muchos enfermos de lupus padecen dolores demasiado intensos como para movilizarse, sobre todo en los momentos de recrudecimiento de la afección. Estos pacientes necesitan prestar atención a su ingesta de vitamina D para absorber el calcio; la mayoría de la gente obtiene la vitamina D al exponerse a los rayos solares, pero los enfermos de lupus no suelen tolerar el sol; más aún, temen que este agudice su mal.

· Fibromiomas

Como sucede con los enfermos de lupus, los que tienen fibromiomas sienten demasiado dolor como para hacer ejercicio, y sus períodos de inactividad pronto conducen a una baja densidad ósea; en caso de prolongarse, pueden ser catastróficos. Si usted tiene fibromiomas, muévase lo más posible.

· Hipercalciuria

Es la excreción de una cantidad excesiva de calcio por la orina. Si la sangre entrega a los riñones el calcio que tiene, no hay manera de que pueda producirse nueva formación ósea. Esto significa que, a medida que el hueso viejo es reabsorbido en el torrente sanguíneo, no es reemplazado por otro nuevo, con lo cual los huesos se tornan cada vez menos densos. Los hombres son el doble de propensos que las mujeres a padecer hipercalciuria.

· Osteogénesis imperfecta

Se designa con este nombre a un trastorno genético caracterizado por huesos que se quiebran fácilmente sin motivo aparente; por lo tanto, está vinculado a la osteoporosis.

· Depresión

El vínculo entre la depresión y la osteoporosis no está del todo claro. Al principio, los hombres de ciencia pensaban que era razonable suponer que los enfermos de osteoporosis se deprimieran, ya que es una enfermedad crónica, dolorosa, que lleva a la inmovilidad y a una posible deformidad del cuerpo. Sin embargo, hallazgos recientes sugieren que los niveles hormonales influidos por la depresión podrían contribuir a la génesis de la osteoporosis. El mayor nivel de cortisol de la persona deprimida sería el causante de la pérdida ósea. Además, un estudio reveló que las mujeres deprimidas con osteoporosis eran más propensas a sufrir caídas y tenían un mayor número de fracturas de vértebras y de otras zonas del cuerpo (cadera, muñeca) que sus equivalentes mentalmente sanas.

· Uso de glucocorticoides

Utilizados predominantemente para las enfermedades inflamatorias o autoinmunes (vea el cuadro de la página 27), los glucocorticoides (también llamados "esteroides") son la causa más común de osteoporosis de origen medicamentoso. Los esteroides reducen la cantidad de calcio que pueden absorber los intestinos y aumentan su excreción a través de los riñones. La deficiencia en calcio resultante activa las glándulas paratiroides a fin de que produzcan la hormona paratiroidea (PTH). Es como si la PTH dijera: "¡Vaya! Parece que no circula calcio suficiente por la sangre. Creo que voy a tener que sacar un poco de los huesos". Como si eso fuera poco, el aumento de la PTH incrementa la pérdida ósea o reabsorción de los huesos. Por desgracia, ahí no terminan las malas noticias. El consumo de glucocorticoides disminuye, asimismo, los niveles de estrógeno y de testosterona –importantísimos gerenciadores del metabolismo de los huesos tanto en el hombre como en la mujer–, y esto se asocia con pérdida ósea. Para colmo, los esteroides causan una debilidad muscular que desalienta a quien los consume de hacer ejercicios físicos, con lo cual la pérdida ósea se agrava. Por último –aunque está lejos de ser el elemento menos importante–, los glucocorticoides afectan de modo directo a los huesos, pues frenan su formación. En este oscuro túnel sólo hay una lucecita: si usted o un hijo o hija suyo está consumiendo esteroides por inhalación, en tanto y en cuanto la dosis sea moderada ello parece no tener efecto alguno en la densidad ósea.

Índices perturbadores de osteoporosis y baja densidad ósea en mujeres jóvenes

Lori Turner, de la Universidad de Arkansas, examinó hace poco la densidad ósea de 164 universitarias jóvenes. Los resultados fueron sumamente inquietantes: el 2% de ellas tenía osteoporosis, y otro 15%, osteopenia o baja densidad ósea. ¿Qué implica esto en cuanto al futuro de la enfermedad? Dentro de 20 o 30 años, ¿la osteoporosis prevalecerá más que en nuestros días? Llevada por mis observaciones científicas acerca de los hábitos en materia de dieta y ejercicios físicos de la clientela de mi estudio, me aventuro a responder que sí.

Por lo que veo en mi estudio, las personas de 60 años o más son, en general, más fuertes que las de menor edad. Y en lo que respecta a la osteoporosis, *la fortaleza importa*. Los huesos responden a los ejercicios depositando más material allí donde se necesita una fuerza adicional, o sea, aumentando su densidad. Al principio, la mayor fortaleza comparativa de mis clientes de más edad me sorprendió, pero hoy me resulta previsible. Es cierto que la cantidad de jóvenes asociados a gimnasios es hoy mayor que nunca, pero no todos los asociados participan. Muchas de mis clientes jóvenes no realizan, de lejos, la cantidad de ejercicios que practicaban mi abuela y aun mi madre cuando eran niñas o jóvenes. Cierto es que no asistían a gimnasios, pero en aquella época la vida en general era más activa. Otro hecho interesante es que mi abuela no mostró signos de baja densidad ósea hasta que estuvo próxima a los 80 años, en tanto que mi madre, que está en sus tempranos 60, ya tiene osteopenia. ¿Podría deberse a que la vida de mi abuela en su juventud no tuvo los lujos de los que gozó mi madre? Si así fuera, yo disfruté de muchos más lujos que mi madre y, por eso mismo, hice mucho menos ejercicio físico, así que... ¿en qué situación estamos yo y mi generación? ¿No corremos mayores riesgos de contraer osteoporosis?

El estudio de Lori Turner sacó a la luz algunos hábitos interesantes de las jóvenes que se sometieron a él, hábitos muy predominantes entre estas. Algunas tenían un peso llamativamente bajo, mantenido en forma exclusiva mediante la dieta; evitaban por completo los ejercicios físicos porque no querían "inflarse". Además, habían eliminado de la dieta todos los productos lácteos debido a su contenido de grasas, con lo cual dejaron fuera el calcio tan necesario para alcanzar la masa ósea óptima; habitualmente, esto sucede cuando uno es un adulto joven. En el extremo opuesto del espectro, Turner comprobó que las muchachas con mayores niveles de densidad ósea eran las que en la escuela secundaria habían participado mucho en actividades deportivas. Esto se corresponde con los datos aceptados según los cuales una cantidad moderada de ejercicios físicos aumenta la densidad ósea.

Si yo tuviese la oportunidad de dirigirme a esas muchachas que no practican ejercicios físicos y cuyos hábitos alimentarios son abominables, probablemente comenzaría por inculcarles la importancia de la calidad de vida. Si uno no hace absolutamente nada en materia de ejercitación física, es previsible que los dolores y dolencias de la vejez comiencen a muy temprana edad. Las molestias suelen empezar en los hombros, a veces en la parte inferior de la espalda. Les preguntaría: "Si ni siquiera salen a dar algunos paseos todas las semanas, ¿cómo pretenden tener energía para pasar largo tiempo en un museo, un concierto, un parque de diversiones o una excursión cuando se vayan de vacaciones?". Arrastrar a todas partes a una muchacha de veinte y pico con energía insuficiente como para realizar las actividades normales de una jornada es bastante triste, y no poco frecuente si pienso en mis alumnas de esa edad. Hace un par de años di unas pocas clases de baile en la universidad del lugar donde vivo y quedé atónita ante la falta de fuerza de esas jóvenes. Era imposible pedirles incluso que hicieran las flexiones de brazos tan corrientes en las clases infantiles de gimnasia.

En lo concerniente a la dieta, les diría que, por haber sido bailarina, probablemente yo tuve peores hábitos alimenticios de lo que ellas podrían imaginar, y estoy pagando las consecuencias. Mi dentadura, antaño perfecta, ya presenta cavidades. Mi ciclo menstrual, normalmente simple e indoloro, fue acompañado durante dos años, todos los meses, por una migraña que me duraba dos semanas. Tengo además hipoglucemia, lo que me torna vulnerable a la diabetes. Si estas chicas mostraran signos de anorexia o bulimia, les aseguraría que con su forma de vida destruyen su metabolismo. Están muertas de hambre, y sus cuerpos van a aferrarse a la más mínima caloría que ingieran. Cuando quieran poner fin al ciclo de los atracones y los ayunos, fácilmente podrán aumentar diez kilos con una dieta de 1.200 calorías diarias. Pese a mi actividad física intensa, yo le hice muy mal servicio a mi salud con mis malos hábitos alimentarios, y me gustaría mucho que estas jóvenes comprendiesen qué inútiles fueron. Me llevó varios años recobrarme de eso, y hoy, que como igual que cualquier persona "normal", mi calidad de vida es, día tras día, óptima. Pase toda esta información a cualquier joven que conozca. Tal vez las asuste lo suficiente.

Relación de algunas enfermedades
y su medicación con la baja densidad ósea

Enfermedad	Medicación	Algunas marcas comunes
asma, obstrucción pulmonar, osteoartritis, enfermedad de Crohn, inflamación intestinal, colitis ulcerosa, psoriasis, lupus, fibrosis pancreática, artritis reumatoidea, fibrosis pulmonar	glucocorticoides, cortisona, hidrocortisona, prednisona, dexametasona, metilprednisolona, corticosteroides (estas drogas aumentan la secreción de calcio y potasio y pueden generar amenorrea)	Beconase, Vancenase, Vanceril, Lotrisone, Diprolene, Elecon, DeHasone, Orasone, Azmarcort, Nasacort
epilepsia	anticonvulsivantes (obstaculizan la absorción de vitamina D)	Cerebyx, Neurotonin, Zarontin
trastornos gastrointestinales	antiácidos que contienen aluminio	Alu-tab, Basaljel, Alujel, Amfojel
cáncer, trastornos inmunológicos, enfermedad neoplásica, artritis reumatoidea, psoriasis	quimioterapia, metotrexato	Rheumatrex, Trexall
colesterol alto	olestiramina (impide la absorción de muchos nutrientes)	Questran, Questran Light
retención de líquidos	diuréticos osmóticos (causa la disminución del potasio y el magnesio, que contribuyen a que el cuerpo absorba el calcio)	Bumex, Adecrin, Lasix, Demadex
endometriosis	análogos de la hormona liberadora del crecimiento (GRH) (algunas mujeres reciben simultáneamente un análogo del GRH y un tratamiento osteoporósico)	Lupron, Supprelin, Synarel, Nafarelin, Zoladex
ciertas afecciones vasculares, pulmonares y cardíacas	heparina (obstaculiza el metabolismo de la vitamina D, que contribuye a la absorción del calcio, aumentando así el riesgo de pérdida ósea)	Calciparine, Liquaemin

Una última palabra acerca del estudio de Lori Turner: comprobó que existía una conexión entre la baja densidad ósea y la droga para el control de la natalidad, llamada Depo-Provera (una inyección de progesterona cada tres meses). Del mismo modo, un estudio realizado por el Instituto Nacional de la Salud norteamericano halló baja densidad ósea en mujeres a las que se administraba dicha droga. Esta interrumpe el ciclo menstrual y goza de gran popularidad entre las jóvenes. El estudio de marras reveló que las que se inyectaban Depo-Provera tenían una densidad ósea similar a la previsible en una mujer posmenopáusica. Indicó que al dejar de administrarse la droga, con el tiempo, la densidad ósea retomaba valores normales. Ahora bien: ¿qué pasa si la joven se la administra durante años? ¿Qué si deja de administrársela cuando ya los años de óptima conformación ósea han quedado atrás? ¿Será capaz de generar el excedente de densidad ósea necesario antes de llegar a la menopausia? A mí me gustaría encontrar la respuesta a estas preguntas antes de usar Depo-Provera.

Anatomía del hueso: tejido vivo, no materia inerte

Los huesos viven. No son estructuras inorgánicas inertes. No sólo protegen y sustentan todos los demás tejidos delicados del cuerpo, sino que constantemente crean nuevos glóbulos rojos, glóbulos blancos y plaquetas. Se mueven y cambian de continuo. Pensar que el hueso no es una sustancia viva equivale a pensar: "Esas son sólo las raíces del árbol. Su única función es evitar que se lo lleve el viento". Los huesos hacen mucho más que impedir que nos diluyamos hasta convertirnos en un charco, por lo cual necesitan que les prestemos el mismo cuidado y atención que al resto del cuerpo.

Habitualmente, consideramos que los huesos son duros, fuertes, sólidos, pero en rigor se asemejan más bien a un complicado sistema de túneles con paredes hechas de colágeno y de fosfato de calcio. Son muy similares a una esponja o a la visión microscópica que tendríamos de la trama de una tela. En un hueso sano hay muchísimo espacio libre; en el osteoporósico, ese espacio es excesivo y la intrincada trama del hueso se torna frágil.

Sillones de mimbre y huesos que adelgazan

Una sólida estructura ósea es comparable al entramado de un sillón de mimbre nuevo. Al igual que en el hueso sano, las fibras de este son fuertes, flexibles y resistentes. Ahora imaginemos ese mismo sillón después de muchos años de uso. Sus fibras se han vuelto quebradizas y se rompen con facilidad. Grupos íntegros de fibras se han desprendido de la estructura, debilitándola y creando orificios. Esto es muy semejante a lo que ocurre en el hueso atacado por la osteoporosis. Allí donde se desintegraron partes íntegras del hueso, el tejido presenta brechas. La estructura remanente luce mucho más enclenque e inestable.

Es sencillo formarse una imagen del aspecto del hueso de baja densidad si se contempla la figura de un sillón de mimbre nuevo y, a su lado, la de uno viejo.

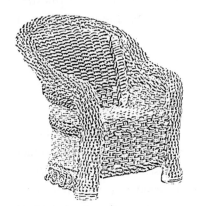 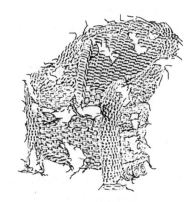

Un pequeño experimento

Supongamos que nuestro sillón de mimbre representa la visión microscópica de los huesos. (En rigor, si estos tienen mucha edad, son más duros y quebradizos que los sillones de mimbre). Supongamos también que las dos imágenes que hemos visto corresponden a dos trozos de hueso de nuestra espina dorsal. Ahora imaginemos que dejamos caer al piso a ambos. El de la izquierda quedará mucho mejor; a lo sumo, aparecerá en el hueso alguna pequeña grieta o hendidura. El de la derecha no sólo se romperá, sino que puede llegar a desintegrarse por completo, y para que ello suceda ni siquiera es necesaria una caída. De hecho, muchas fracturas osteoporósicas no precisan para producirse la presión inherente a una caída: basta con la provocada por ciertos ejercicios para abdominales, o con la que causa bajarse de la cama sin ponerse primero de costado, o aun el mero hecho de atarse los cordones de los zapatos. En el Capítulo 3, explicamos en detalle la forma de prevenir fracturas evitando ciertas posiciones y movimientos.

¿Qué es la osteoporosis?

La palabra "osteoporosis" deriva de una raíz griega que significa 'pasajes a través de los huesos'. Hay dos tipos de tejidos óseos: los *corticales* (duros) y los *cancelosos* (esponjosos). La parte del hueso más afectada por la osteoporosis es la esponjosa. Esta enfermedad afecta sobre todo a las vértebras, la cadera y la muñeca, simplemente porque tienen una mayor proporción de tejido esponjoso. Cuando se tornan osteoporósicos, los tejidos esponjosos de estas zonas del cuerpo se parecen cada vez más a nuestro sillón de mimbre deteriorado, y es fácil comprender que una leve presión puede quebrar esas frágiles fibras.

¿Por qué adelgaza el hueso?

Los huesos adelgazan cuando la velocidad a la cual el tejido óseo viejo pasa al torrente sanguíneo (reabsorción) es mayor que la velocidad a la cual se agrega tejido nuevo (formación). Después de los 30 años, la reabsorción comienza a superar poco a poco a la formación. La pérdida ósea se acelera en los primeros años posteriores a la menopausia, pero persiste cuando esta ya ha pasado. Con el envejecimiento, es previsible que tanto en hombres como en mujeres haya una cierta pérdida de densidad ósea; pero que se desarrolle o no una osteoporosis dependerá de la masa ósea perdida y de la que había antes de que el proceso se iniciara. Además de la pérdida ósea debida al envejecimiento, puede producirse osteoporosis si el tejido óseo es reabsorbido demasiado rápido en el torrente sanguíneo, o si la formación de hueso es demasiado lenta como para dar lugar a una densidad apropiada. Cualquiera de los factores de riesgo antes enumerados puede dar origen a un desequilibrio en la reabsorción y la formación óseas que, a su vez, cause la osteoporosis.

Síntomas de la osteoporosis

Generalmente:	Ninguno
Ocasionalmente:	Pérdida de estatura, Dolor de espalda (que luego se diagnostica como fractura vertebral)

Someterse a un examen

La osteoporosis es considerada una "enfermedad silenciosa". En general, no hay signos ni síntomas hasta que la enfermedad ya está avanzada o uno sufre una fractura. Al evaluar si vale la pena o no someterse a un examen, no hay que olvidar estas dos cosas: una, que estos exámenes son *sencillos*; dos, que las fracturas pueden provocar deformidades irreversibles. Hay muchos tipos de exámenes de la densidad ósea.

Yo me sometí al primero de ellos cuando tenía 33 años. Fue una prueba cuantitativa de ultrasonido que me pudieron efectuar en la farmacia de mi barrio. Quería tener una idea del grado en que mi densidad ósea podría reducirse a medida que fuera envejeciendo. Para mi sorpresa, descubrimos que ya entonces era algo inferior al promedio para mi edad. Como había sido primero bailarina profesional y después entrenadora física, me llamó la atención. Estaba claro: mis malos hábitos alimenticios y mi exceso de ejercicios físicos eran, decididamente, la causa.

Ahora bien, ¿por qué razón *usted* habría de hacerse examinar? Tiene que hacerlo si:

1. Se le aplican uno o más de los factores de riesgo antes enumerados.

2. Es una mujer posmenopáusica.

3. Tiene desde hace tiempo un molesto dolor de espalda que no cree que se deba a los ejercicios físicos que realiza.

4. Hay antecedentes de osteoporosis en su familia.

5. Tuvo una fractura después de los 40 años de edad. (He trabajado con varias mujeres premenopáusicas con baja densidad ósea. Una de ellas, en particular, había ido a ver al médico por un dolor en la zona de las costillas. Resultó ser que se había quebrado varias de estas mientras usaba la máquina con pesas en el gimnasio. Se le practicó el examen y dio osteopenia, vale decir, baja densidad ósea).

Puede tocarle a usted

En un estudio realizado por la Fundación Internacional de Osteoporosis a 559 mujeres posmenopáusicas, todas afirmaron que la afección era una grave preocupación para ellas, a medida que avanzaban en su edad. Lo curioso es que sólo un pequeño porcentaje de estas mujeres había consultado a sus médicos para adoptar las medidas preventivas del caso. ¿Por qué motivo?

La única respuesta que se me ocurre es que no pensaban que podía tocarles a ellas. Sin embargo, una mujer de cada dos es una cifra considerable, y sólo se refiere a las fracturas por osteoporosis, no a la enfermedad misma. Si alguien tiene cualquier duda, debe hacerse examinar. Personalmente, pienso que este debería ser un examen de rutina para cualquier mujer menopáusica. Después de todo, la prueba es indolora y puede brindar una información inestimable sobre el estado de salud. Recuerde: la osteoporosis es una enfermedad debilitante, y las fracturas no les suceden siempre a los demás. Vale la pena someterse al examen.

Exámenes habituales para medir la densidad mineral ósea

Examen	Lugar del cuerpo que se mide
Absorciometría dual por energía de rayos X (DXA)	columna, cadera o todo el cuerpo
Absorciometría periférica dual por energía de rayos X (pDXA)	muñeca, talón o dedo de la mano
Absorciometría simple por energía de rayos X (SXA)	muñeca o talón
Ultrasonido cuantitativo (QUS)	talón, tibia o rótula
Absorciometría dual por fotones (DPA)	columna o cadera

Cómo leer los resultados de un examen: puntuaciones T, puntuaciones Z y DE

Cuando nos entregan el resultado de un examen, es posible que veamos dos cifras: la puntuación T y la puntuación Z.

> **Puntuación T:** Relaciona la cifra de la prueba con la normal para un adulto joven y sano que posea una masa ósea óptima.
>
> **Puntuación Z:** Relaciona la cifra de la prueba con los resultados de otras personas pertenecientes al mismo grupo etario.

En cuanto a la abreviatura "DE", que suele acompañar a la puntuación (por ej., -1 DE), indica "desvío estándar" o "desviación estándar", y es la diferencia entre la densidad mineral ósea [*bone mineral density* (BMD)] que tiene una persona y la de un adulto joven y sano. Si la DE respecto de la norma es 1, se considera que la densidad ósea es normal; pero si es de -1,1 o menos, es porque el sujeto tiene escasa masa ósea u osteopenia. Quizás el siguiente cuadro permita comprenderlo mejor:

Desviaciones estándar

Su puntuación	Significado
-1 o más	Normal. Escaso riesgo de fractura.
Entre -1,1 y -2,5	Baja densidad ósea (osteopenia). Riesgo moderado de fractura (debe seguir las "Cinco Reglas de Oro" que se explican en el Capítulo 3).
Mayor que -2,5	Osteoporosis grave ya establecida. Alto riesgo de fractura (debe seguir las "Cinco Reglas de Oro" que se explican en el Capítulo 3).

Diagrama de la densidad mineral ósea

Es el diagrama típico que acompaña los resultados del examen. Muestra la densidad mineral ósea del examinado, de acuerdo con su edad, a fin de estimar su puntuación T. En el ejemplo que aparece en la página 34, he utilizado la cifra derivada del examen a que me sometí en 2001. La "X" es el punto de intersección de mi edad y mi puntuación en dicha oportunidad. Puede apreciarse que mi cifra es algo inferior al promedio nacional, representado por la curva. Por tal motivo, para saber qué puede ocurrirme a medida que envejezca, sigo la curva del promedio nacional manteniéndome en todo momento un poco por debajo de ella. Compruebo así que mi probabilidad de que la cifra quede por debajo de la puntuación T, y por ende, ingrese en la zona de riesgo, es muy baja. Cierto es que muchos de los factores de riesgo ya enumerados pueden modificar esta situación, pero, por el momento, tengo un bajo riesgo de contraer osteoporosis.

Determinación de la puntuación

Puntuación BMD: **0,521**   Puntuación T: **-0,5**

Ante todo, ubico, en el eje de abscisas, mi edad (33 años), y desde ahí trazo una raya vertical hacia arriba. Luego ubico en el eje de ordenadas mi BMD y trazo a partir de ese punto una raya horizontal. Donde se cortan ambas rayas es el punto "X".

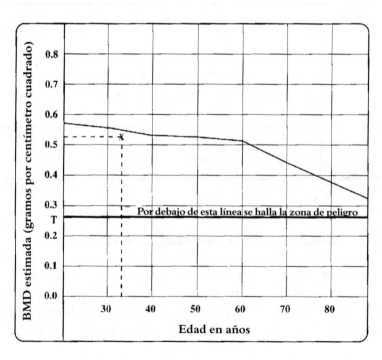

Los hombres y la osteoporosis

Muchos creen que la osteoporosis es una enfermedad de mujeres; no es así. En 1994, el gasto en fracturas por osteoporosis en hombres fue una quinta parte del total géneral para ambos sexos, lo cual significó, sólo en Estados Unidos, 3.000 millones de dólares. Aproximadamente la cuarta parte de las fracturas de cadera se dan en personas de sexo masculino, y se estima que, entre los hombres de más de 50 años, uno de cada 100 tendrá una fractura de esta índole. Casi la sexta parte de los 17.000 millones de dólares que se gastan anualmente por osteoporosis en este país les corresponde a los hombres.

¿Por qué, entonces, no tienen ellos conciencia de este riesgo potencial? ¿No debería estimulárselos a que, más allá de cierta edad, se sometan a exámenes de rutina de la densidad ósea? ¿O a que tomen nota de las posibles causas secundarias de la osteoporosis independientemente de la edad?

La respuesta, por supuesto, es que debería hacérselo, pese a lo cual un cuestionario presentado a centenares de médicos por la Fundación Internacional de Osteroporosis demostró que, en general, estos ni siquiera instaban a *las mujeres* a que se sometieran a la prueba u obtuvieran información sobre los riesgos secundarios. Si en los hombres las fracturas por osteoporosis son *la mitad* que en las mujeres, ¿por qué se preocuparían ellos?

Es cierto que en el área de la osteoporosis no se les presta a los hombres la atención que merecen, y todo esto debe cambiar. No hay por qué excluirlos de los exámenes ni de la información sobre la baja densidad ósea.

El hecho de que su esqueleto sea más pesado que el de las mujeres, y de que no sufran como estas una rápida disminución de las hormonas en la mediana edad, protege a muchos hombres de las pérdidas óseas precoces; no obstante, entre los 66 y los 70 años, su capacidad de absorber el calcio comienza a declinar. Como se estima que, para el año 2050, se duplicará la cantidad de hombres de más de 70 años, la preocupación por la osteoporosis en los hombres es cada vez mayor. En 1999, el Instituto Nacional de la Salud norteamericano inició un programa de investigaciones de siete años de duración a fin de estudiar la osteoporosis en el hombre; los científicos tienen la esperanza de descubrir cuáles son las mayores fuentes de riesgo de baja densidad ósea en este sexo. Pero ya se sabe que muchos factores causan en los hombres osteoporosis secundaria, o sea, la que no proviene del hecho de tener 70 o más años de edad.

Osteoporosis secundaria en el hombre

Se denomina "osteoporosis secundaria" a toda baja densidad ósea no provocada por el proceso habitual de envejecimiento. Digo "habitual" y no "normal" porque, con un programa de ejercicios sostenido, es posible detener la pérdida ósea habitual que acontece con la edad. Quizá lo que contribuya a la pérdida ósea en el hombre sea que, habitualmente, no nos mantenemos igualmente activos ni practicamos ejercicios físicos al acercarnos a la vejez. Sea como fuere, si se desea saber si uno corre riesgo de sufrir una osteoporosis secundaria, puede repasarse la lista de factores de riesgo (páginas 17-24) y controlar en el cuadro de página 27 si entre los medicamentos allí enumerados se encuentra alguno que uno está tomando.

Cualquier hombre que compruebe que en su caso operan uno o más de los factores de riesgo enumerados debe ir al médico y solicitarle un examen. Si a través de este descubre que tiene baja densidad ósea... ¡tiene que seguir leyendo este libro!

Un plan en cuatro partes contra la osteoporosis

Estudios recientes han avalado la eficacia de adoptar un plan multi-facético, que incluya los cuatro aspectos siguientes:

1. dieta;

2. medicación;

3. ejercicios físicos;

4. conciencia postural y del movimiento para evitar fracturas.

Estos estudios demostraron que la combinación de ejercicios físicos y de ingesta de calcio en la dieta incrementa la densidad ósea más que cualquiera de estos elementos por sí solo. Lo mismo es válido para la combinación *ejercicios físicos + medicación*. El cuarto elemento, o sea, la conciencia postural y del movimiento, suele soslayarse en los tratamientos. (Más adelante usted encontrará capítulos especiales para cada uno de estos elementos). Siga este plan en cuatro partes, que incluye técnicas de movimiento seguro, y estará haciendo todo lo necesario, dentro de sus posibilidades, para vivir una vida sana y plena, sin fracturas y sin tener que depender de nadie.

Advertencia importante sobre la ejercitación

No se apure por comenzar el programa de ejercicios. Si bien el método OsteoPilates ha sido creado para ofrecer la máxima seguridad a quienes tienen baja densidad ósea, primero es necesario aprender las reglas de los movimientos que brindan dicha seguridad.

Por ejemplo, usted no encontrará en este método flexiones como la de los ejercicios clásicos para abdominales (en los que el individuo, acostado, trata de levantar la cabeza con las dos manos detrás de la nuca). Pero ¿imaginaría que, por la misma razón por la cual no debe hacer esa clase de ejercicios, tampoco debe inclinar la espalda para atarse los cordones de los zapatos? ¿Cuál es la relación entre ambos movimientos? ¿Por qué ambas situaciones pueden someterla a un riesgo igualmente alto de fracturarse una vértebra? Este libro serviría de poco si los únicos movimientos que usted termina haciendo son los de los ejercicios que aparecen al final. ¡Hay que vivir la vida! Si usted es de esas personas que toman estos asuntos en sus manos (y sin duda lo es, de lo contrario no habría comprado el libro), tendrá que aprender a evitar fracturas también cuando riega las plantas del jardín, camina, realiza los quehaceres domésticos y cualquier otra actividad a la que se dedique... no sólo cuando hace ejercicios físicos. Las estadísticas señalan que la mayor parte de las fracturas ocurren en el hogar y a fines de la tarde; lo más probable es que en esas circunstancias no se esté practicando el programa de ejercicios.

Mi propósito es recalcarle, desde el comienzo, que *no* debe iniciar el programa de ejercicios hasta saber bien qué movimientos causan fracturas (lo cual se explica en el Capítulo 3). Como ya dije, sólo un programa conformado por cuatro partes, y no por una o dos, conllevará los mejores resultados. Sería necio preocuparse porque el automóvil funcione perfecto, a fin de salir a la ruta confiado, y después no ponerse el cinturón de seguridad. No puede dejarse ninguno de estos elementos de lado y, desde luego, antes de hacer algo debe consultarse al médico.

Bien, entonces: empecemos. Le deseo una lectura amena y que disfrute el programa de OsteoPilates.

CAPÍTULO 2

Empezar por el principio: Mejorar la densidad ósea antes de la menopausia y de que sobrevengan las pérdidas óseas

Es cierto que, si su madre tuvo osteoporosis, usted corre mayores riesgos de contraer la enfermedad; sin embargo, eso no significa que, *con toda seguridad*, vaya a contraerla. La madre de una de mis clientas tuvo más de una docena de fracturas vertebrales, pese a lo cual mi clienta, que en estos momentos ronda los 65 años, ni siquiera tiene baja densidad ósea. A temprana edad tomó la resolución de que haría cuanto estuviera en sus manos para evitar la osteoporosis. Ha sido toda la vida una mujer activa, y en su caso dio resultado. Es capaz de hacer más ejercicios, más caminatas y más excursiones que la mayoría de mis restantes clientes.

De manera que, si uno *no tiene* osteoporosis, lo mejor que puede hacer es prevenir la enfermedad para *no llegar a tenerla nunca*. En opinión de numerosos especialistas en salud, médicos y terapeutas físicos, la osteoporosis es una de las enfermedades que mejor pueden prevenirse. Y como la pérdida ósea de la mujer con la menopausia es previsible, toda mujer que se aproxime a la cuarentena debe pensar en la prevención.

Creación de un excedente

Toda mujer debe saber que, cualquiera que sea su densidad ósea antes de la menopausia, en el transcurso de esta sufrirá sin duda un cierto grado de pérdida. ¿Por qué, entonces, no prevenirlo creando un excedente? Después de todo, uno se aplica protector solar antes de exponerse al sol, se vacuna antes de hacer un viaje prolongado y se lava las manos antes de comer. ¿Por qué no mejorar la densidad ósea *antes* de la menopausia?

Antes de describir un programa de ejercicios especialmente destinado a los que *no* tienen baja densidad ósea, repasaremos qué es la menopausia. ¿Cuáles son sus efectos en los huesos y qué puede una hacer para sobrellevar mejor esta época a menudo difícil?

Reservar las calorías provenientes de las grasas para un buen helado

Mi marido se ha creado una dieta fantástica. (No crea que cambié de tema; ya volvemos a la osteoporosis). Él sabe que toda dieta sana debe incluir una cierta cuota de calorías provenientes de las grasas. Por lo tanto, durante todo el día ingiere cosas que tienen niveles *extremadamente bajos* de grasas y, al término de la jornada, se come un *enorme* helado que contiene todas esas calorías necesarias.

Así también, usted puede crear densidad ósea para cuando la necesite; tener un excedente tal que cuando llegue la menopausia –con su inevitable pérdida ósea– tenga de dónde tomar y conserve la densidad ósea adecuada para evitar las fracturas. (Cierto es que el método no es tan divertido como la dieta de mi esposo, pero, si él no lleva un cálculo preciso de las calorías que contiene el helado diario, fatalmente engordará). Si usted no toma estas precauciones, pertenecerá a la mitad de la población femenina con fracturas debidas a la osteoporosis.

Menopausia

La menopausia, que forma parte del ciclo reproductivo de la mujer, no es recibida, por lo general, con gran entusiasmo. Las mujeres no suelen comparar las "historias de sus luchas" relativas a la perimenopausia o menopausia con la misma libertad con que lo hacen con las del embarazo o del parto. Esto hace no sólo que las jovencitas estén desinformadas, sino que además no sepan siquiera qué preguntar. Cuando yo di a luz a mi hijo, nadie me dijo que habría un puerperio... Creí que ya todo había concluido. ¿Por qué habría de hacer preguntas? Presumí que todo pasaba en ese momento. Aunque ya me había recibido en la universidad, además de estar "un poco" desinformada sentí que hice el papel de estúpida. La situación es semejante para muchas mujeres que llegan a la menopausia. La mayoría de ellas han oído hablar de los "sofocos" o "calores", así como de la amenorrea; pero nadie les habló de las infecciones del aparato urinario ni de la sequedad vaginal. ¿Y qué decir de los desesperantes vaivenes hormonales, la pérdida de la libido, el insomnio y la falta de colágeno, que hace que la piel pierda su apariencia suave? Y, por supuesto, ¿qué haremos con la pérdida ósea y la consecuente pérdida de estatura? Nada tiene de extraño que las mujeres no quieran ni oír hablar de la menopausia...

Usted no está sola

Tal vez pueda ser reconfortante saber que una no está sola en este proceso. Si nos referimos a Estados Unidos, cada año casi dos millones de mujeres cumplen los 50 (la edad promedio para la menopausia) y una de cada tres norteamericanas ya pasaron la menopausia.

La menopausia y yo

Como hemos decidido "Empezar por el principio", antes de ocuparnos de los síntomas menopáusicos veamos en qué punto de su vida reproductiva se encuentra usted.

Para tener una idea al respecto, puede pedirle a su médico que le haga un examen. Además, hace poco comenzaron a distribuirse comercialmente en Estados Unidos exámenes de orina para los que no se precisa receta. Como el examen con receta, este otro permite conocer el nivel de la hormona foliculoestimulante o folitropina [*follicle-stimulating hormone*] (FSH). La glándula pituitaria, ubicada en el cerebro, produce la FSH, que a su vez estimula a los ovarios a producir y liberar óvulos. Un aumento de la FSH puede significar una disminución de la fecundidad. Por lo tanto, si el nivel de FSH es alto, es probable que la mujer se aproxime a la menopausia. Por supuesto, los resultados de estos exámenes hogareños deben comentarse con el médico.

Aumento de las hormonas y disminución de la fecundidad

Parece contradictorio, ¿no? Se diría que un alto nivel de hormonas implicaría una mayor capacidad reproductiva. En realidad, la pituitaria produce más

FSH a fin de mantener en su nivel habitual el estrógeno. Cuanta más FSH haya, menor será la cantidad de estrógeno producida por los ovarios.

Ciclo reproductivo de la mujer

Los investigadores han definido ciertas etapas para establecer con mayor exactitud en qué situación se halla una mujer respecto de la menopausia. Estas designaciones excluyen a las fumadoras, las obesas o demasiado delgadas, así como a las que tienen períodos irregulares. Por otro lado, también excluyen a las mujeres muy atléticas o que hacen gran cantidad de ejercicios aeróbicos.

Etapa de reproducción máxima:	Menstruaciones regulares; el nivel de FSH es normal.
Perimenopausia temprana:	Menstruaciones regulares; el nivel de FSH comienza a aumentar.
Perimenopausia media:	Menstruaciones algo irregulares (hasta una semana y media de atraso); la FSH aumenta.
Perimenopausia tardía:	Menstruaciones irregulares (hasta dos meses sin períodos); el nivel de FSH es elevado.
Menopausia:	Consiste en el cese de los períodos durante doce meses.
Menopausia temprana:	Primeros cuatro años después de la menopausia; el nivel de FSH es elevado.
Posmenopausia:	Llega hasta el fallecimiento; el nivel del FSH es elevado.

¿Qué le pasa a mi cuerpo?

Ahora que ya tiene una idea de su situación particular respecto de la menopausia, veamos cómo reacciona su cuerpo a los cambios que pueden sobrevenirle.

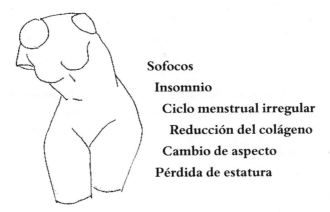

Sofocos

Insomnio

Ciclo menstrual irregular

Reducción del colágeno

Cambio de aspecto

Pérdida de estatura

Ciclos menstruales irregulares

Los cambios en el período son con frecuencia el primer signo de la perimenopausia media. El período puede tornarse más liviano o más pesado, más largo o más corto. Todos estos cambios son provocados por los cambiantes niveles de la progesterona, una hormona sexual cuya misión es preparar al útero para la llegada del óvulo fecundado. Si no es fecundado ningún óvulo, la progesterona se encarga de eliminar las paredes engrosadas del útero. Si los ovarios no fabrican suficiente progesterona para ello, el engrosamiento de las paredes continuará hasta que los niveles de estrógeno caigan lo suficiente como para producir la menstruación. Si esta tiene lugar luego de que las paredes uterinas han engrosado durante dos o tres meses, suele haber una hemorragia importante.

"Sofocos" o "calores"

Aproximadamente el 75% de las mujeres caucasianas experimentan "sofocos" o "calores", que son el signo más común de la perimenopausia, ya sea temprana, media o tardía. El sofoco puede producir una leve sensación de calidez o bien un calor suficiente para que la ropa de la mujer quede empapada en sudor. También puede perturbar el sueño originando insomnio (el siguiente en nuestra lista de síntomas menopáusicos). Algunas mujeres detectan el elemento desencadenante del sofoco y pueden evitarlo; por ejemplo, bebidas calientes, estrés, comidas picantes, cafeína, alcohol. Entre las medidas para remediarlo mencionemos: vestirse con varias prendas livianas en lugar de una gruesa (sobre todo si se va a hacer gimnasia), mantener fresco el dormitorio y beber agua helada. También se han recomendado suplementos hormonales. La terapia de reemplazo hormonal [*hormone replacement therapy*] (HRT) fue objeto de un cuidadoso examen en 2002, luego de los hallazgos del estudio denominado la "Iniciativa para la Salud de la Mujer". En el Capítulo 5 nos ocuparemos extensamente tanto de este estudio como de la HRT. Estudios sobre los antidepresivos fluoxetina y paroxetina, realizados hace un tiempo, han mostrado que pueden servir para tratar los sofocos.

Insomnio

La interrupción del sueño normal no hace, por cierto, que resulte más fácil lidiar con los síntomas perimenopáusicos. En algunas mujeres, el insomnio es consecuencia de los sofocos que ocurren de noche y provocan sudores; otras mujeres se despiertan por la necesidad de ir frecuentemente al baño. En ambos casos, puede ser difícil volver a conciliar el sueño; otras veces, el principal problema es el tiempo que lleva conciliar el sueño al irse a la cama.

Alteraciones en la vagina y el aparato urinario

A medida que se acerca la menopausia, la menor cantidad de tejidos grasos y de colágeno, y la pérdida de intensidad del flujo sanguíneo afectan los tejidos vaginales. La piel de la vagina se torna más delgada y seca, y el órgano secreta menos flujo vaginal. Estos cambios se deben tanto a la edad como a la variación en los niveles de estrógeno. En consecuencia, los tejidos vaginales se tornan más delicados y susceptibles de sufrir desgarramientos o infecciones. El coito puede resultar molesto y aun doloroso. Las mujeres que tienen dificultades en el coito podrían probar algún lubricante a base de agua –no vaselina–. Durante la perimenopausia, puede haber infecciones no sólo en la vagina sino también en el aparato urinario, y cuando la mujer se aproxima a la menopausia, las pérdidas de orina pueden constituir un problema.

Libido

Durante la perimenopausia, algunas mujeres son afectadas por la falta de interés en el sexo, junto con la incapacidad para excitarse. A muchas de ellas, esto les resulta insoportable. Los investigadores de la libido y la menopausia han sugerido que ciertos problemas psicológicos que la mujer debe abordar en este período son los que la hacen perder interés en el sexo: quizá su deseo de intimidad se ve obstaculizado, no por los cambios hormonales, sino por la idea del envejecimiento. Por cierto que la menopausia no marca el final próximo de la vida de la mujer (como se pensaba hace un siglo), pero sí, a menudo, el final de una cierta forma de vida. La edad de la menopausia coincide con la independencia de los hijos adolescentes, que ya están en la universidad, y como la mujer tiene más tiempo libre comienza a barajar la idea de retomar su trabajo o, si no lo ha abandonado, de dedicarse a él con más intensidad.

Es interesante señalar –aunque no se lo escucha muy a menudo– que no todas las mujeres tienen problemas con su libido durante la menopausia. En algunas, la libido incluso aumenta, ya que no deben preocuparse más por la posibilidad de quedar embarazadas.

Cambios físicos

Ya sea como consecuencia de la perimenopausia o del envejecimiento, una siempre nota cambios en su cuerpo. Por ejemplo, un engrosamiento de la cintura; o que se pierde masa muscular y en cambio aumenta el tejido graso; o que la piel se torna más delgada y disminuye su elasticidad. Estos cambios no parecen dramáticos; por el contrario, el aumento de grasa tiene beneficios desde un punto de vista hormonal. Un poco de grasa extra ayuda al organismo femenino a seguir produciendo estrógeno, que a su vez contribuye a reducir los efectos de algunos síntomas menopáusicos.

Memoria

Los problemas de memoria pueden ser simplemente un resultado del envejecimiento. Hombres y mujeres de mediana edad suelen informar que tienen problemas con la memoria de corto plazo. Se ignora si los cambios en los niveles de estrógeno pueden ser factores causantes de estas dificultades, pero ciertas investigaciones han mostrado que el cerebro es sensible a los efectos del estrógeno.

La buena noticia es que la memoria parece responder bien a la ejercitación, de la misma manera que los músculos. Desafíe a su memoria con un juego nuevo, como el ajedrez; una nueva habilidad, como la de tejer; o algún curso para el cual en el pasado nunca tuvo tiempo. Los estudios indican que esos esfuerzos se ven recompensados por un aumento de la memoria. Si no se la usa, se la pierde.

Emociones

Durante la perimenopausia son corrientes los cambios bruscos en el estado de ánimo, la depresión y la irritabilidad. Si se observa un gráfico de las variaciones en los niveles hormonales, se verá que los de una mujer premenopáusica son regulares y predecibles, en tanto que los de una perimenopáusica son tales que uno diría que vive en medio del infierno. Los ascensos y descensos de las hormonas normales son tan predecibles como los de una pelota de básquetbol tirada por el jugador repetidas veces contra el piso, mientras que los de las hormonas perimenopáusicas se asemejan, más bien, a los de una pelotita de goma muy saltarina que se hiciera rebotar en una pequeña habitación de dos metros cuadrados. De pronto aparecen largos ascensos hormonales que sólo disminuyen paulatinamente, hasta que en determinado momento vuelven a saltar enloquecidos hacia arriba. En los ciclos menstruales regulares, es fácil prever cuándo surgirán la irritabilidad, la hinchazón o el dolor; en la perimenopausia, no habrá un síndrome premenstrual de uno o dos días de duración, sino tal vez de una semana entera. Además, en una mujer perimenopáusica es imposible predecir el nivel de sus hormonas: el período puede a veces retrasarse dos o tres meses y luego durar dos semanas. ¡Qué fastidio! ¿Cuáles eran los problemas que tenían los *hombres* en la mediana edad? No recuerdo...

Pérdida ósea y prevención

En los años que siguen a la menopausia, se produce la más drástica disminución de la densidad mineral ósea, como consecuencia de la caída de los niveles de estrógeno. A diferencia de lo que sucede con los demás síntomas de la menopausia, esta pérdida de densidad ósea no se hace notar: no causa dolor, ni malestar, ni irritabilidad. Como las mujeres a menudo están preocupadas por síntomas más acuciantes y, a veces, dolorosos, relegan la pérdida ósea a un segundo plano. No permita que esto le ocurra. Tomar un suplemento de calcio es simple, y los ejercicios físicos que contribuyen a evitar la pérdida ósea alivian también otros síntomas menopáusicos.

Si prevalecen en la mujer otros factores de riesgo problemáticos, puede tomar una medicación preventiva. Los estudios señalan que, si bien tanto los médicos como las mujeres premenopáusicas concuerdan en que la osteoporosis es, sin duda, una de las mayores preocupaciones del envejecimiento, a menudo descuidan la *prevención*. De acuerdo con una encuesta realizada por la Fundación Internacional de Osteoporosis, sólo el 6% de las mujeres entrevistadas que no tenían osteoporosis tomaban alguna medicación preventiva; alrededor del 78% declararon que lo harían si sus médicos se lo aconsejasen. Así pues, aunque las fracturas osteoporósicas constituyen un grave problema de salud tanto para las mujeres como para sus médicos, parecería que en este punto hubiese una brecha en la comunicación. Muchas mujeres jamás oyeron hablar de la terapia preventiva y es menester que tengan una comunicación más franca con sus facultativos en lo concerniente a las opciones que están a su disposición.

La encuesta reveló, asimismo, que la mayoría de los médicos no indican ninguna medicación hasta que se produce una fractura. Dado que la densidad ósea aumenta mucho más cuando aún no se ha contraído la osteoporosis, y con más razón si no ha habido fracturas, es preciso que se les preste a las medidas preventivas la atención que merecen.

Hormonas, menopausia y pérdida ósea

Ya nos hemos ocupado en este capítulo de la hormona foliculoestimulante, pero hay otras tres hormonas que desempeñan un papel importante en los cambios asociados a la menopausia. Durante la perimenopausia se producen fluctuaciones en los niveles de estrógeno, progesterona y andrógeno, hormonas segregadas por diversas glándulas que forman parte del sistema endocrino, y estas fluctuciones producirán cambios en el cuerpo a medida que se acerca la menopausia. Las tres hormonas mencionadas contribuyen a regular el metabolismo, el crecimiento y la reproducción, y tienen una destacada función en la salud de los huesos.

Las hormonas reguladoras de los cambios que generan la menopausia son el producto de varias glándulas y órganos que, en su conjunto, componen el sistema endocrino. Estos cambios surten efectos considerables en la densidad ósea.

El estrógeno y la pérdida ósea

El término "estrógeno" remite, en rigor, a tres hormonas: estradiol, estrona y estriol. Se piensa que la causa principal de la rápida pérdida ósea que tiene lugar de cinco a siete años después de la menopausia es la disminución del nivel de estradiol. La producción de estradiol en los ovarios puede comenzar a reducirse entre cinco y diez años antes de la menopausia propiamente dicha, y ello afectará la capacidad del organismo para conservar o crear densidad ósea. Nunca es demasiado tarde para aumentar esta última, pero la capacidad de la mujer para hacerlo disminuye luego de la menopausia. Dicho de otro modo: sin duda puede aumentarse la densidad mineral ósea después de la menopausia, pero los huesos reaccionarán mucho más rápidamente antes de esta.

El sistema endocrino

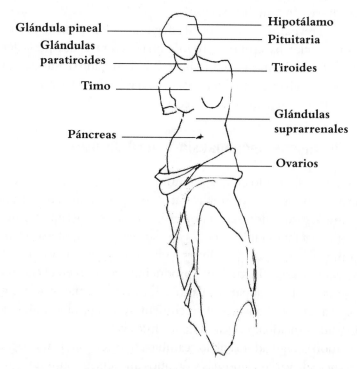

Una hormona más débil en sus efectos, la estrona, sigue generándose en los tejidos grasos y aumenta con la edad y la cantidad general de grasas en el organismo. Si durante la menopausia la mujer aumenta de peso, probablemente ello se deba a que su organismo procura producir más estrona. En un estudio realizado por la Universidad de California en San Francisco, se comprobó que las mujeres cuyo organismo generaba después de la menopausia cantidades aunque sólo fueran modestas de estrógeno estaban más protegidas de sufrir fracturas de cadera o de columna luego de los 65 años, por comparación con aquellas cuyo nivel de estrógeno en sangre era mínimo.

Resulta evidente que el estrógeno generado por el cuerpo es beneficioso para una mayor protección, pero ¿qué ocurre con las terapias de reemplazo de estrógeno bajo la forma de drogas recetadas? Estas terapias tienen amplios efectos positivos en una vasta gama de síntomas menopáusicos: no sólo conservan la densidad ósea, sino que mejoran la sequedad vaginal, atemperan las variaciones en el estado de ánimo y reducen los sofocos así como los sudores nocturnos. Ya hemos dicho que la mitad de las mujeres norteamericanas de más de 50 años sufren una fractura osteoporósica; por consiguiente, la disminución brusca del estrógeno en la menopausia necesita ser estudiada seriamente.

El andrógeno y la pérdida ósea

Se cree que los andrógenos son hormonas masculinas, pero también el organismo femenino los produce. En la actualidad, se está examinando la opción de incluir los andrógenos, en especial combinados con estrógeno, como opción en las terapias de reemplazo hormonal.

Los ovarios y las glándulas suprarrenales de la mujer generan notables dosis de andrógenos bajo la forma de testosterona, androstenodiona, dehidroepiandrosterona (DHEA) y dihidrotestosterona (DHT). Se piensa que los andrógenos contribuyen a la función sexual femenina, la salud ósea, el tono muscular, el talante y el nivel de energía. A diferencia del estrógeno, que como dijimos disminuye velozmente en la menopausia, los andrógenos comienzan a disminuir alrededor de los 30 años. Cuando se instala la menopausia, los niveles de andrógeno ya habrán caído un 50% respecto de los que tenía la mujer a los 25 o 30 años.

Actualmente se están llevando a cabo investigaciones para averiguar si la terapia de reemplazo de andrógeno es un tratamiento factible para aliviar ciertos síntomas menopáusicos. Algunos estudios iniciales en este sentido mostraron que el andrógeno es eficaz en el fortalecimiento de los huesos y músculos y en la reducción de las grasas. Ya se dispone de suplementos de DHEA que se expenden sin receta, pero que tienen ciertos efectos colaterales, como acné, vello facial, disminución del volumen de la voz, lesiones hepáticas, retención de fluidos, apnea nocturna, conducta agresiva y reducción del colesterol HDH (el denominado "colesterol bueno"). Como sucede con todos estos suplementos, el uso del DHEA aún no ha sido regulado por la Administración de Alimentos y Drogas [*Food and Drug Administration*] (*FDA*), de modo que hay que tener cuidado: algunos de estos suplementos pueden contener una proporción de DHEA demasiado escasa para ser eficaz, o demasiado alta para ofrecer seguridad.

Tratamientos alternativos: fitoterapia y terapias médicas complementarias

Los tratamientos médicos alternativos para la menopausia son objeto de un interés creciente debido a que son más "naturales". Muchas mujeres piensan que la menopausia no es una enfermedad y que, por ende, no debe ser tratada como tal. Otras sienten temor con relación a los efectos colaterales negativos de las terapias de reemplazo hormonal. Algunas quieren encontrar formas no violentas pero seguras de abordar sus síntomas y lograr una buena salud ósea sin recurrir a drogas.

Los tratamientos alternativos pueden dividirse en dos categorías: la fitoterapia y las terapias médicas complementarias.

Fitoterapia

Abarca la alimentación y suplementos derivados de cualquier parte de las plantas. Se diferencia de la "herboterapia" en que generalmente esta sólo incluye suplementos provenientes de las hojas y raíces.

Advertencia: El cuadro con la lista de suplementos que aparece en las páginas 51 a 53 sólo tiene fines informativos. Antes de agregar a la dieta un suplemento cualquiera, es *indispensable* consultar al médico, ya que, por sí mismos o por su combinación con una afección preexistente o un medicamento tradicional, los suplementos pueden tener serios efectos colaterales.

Tratamientos fitoterapéuticos para los síntomas menopáusicos

Hierba	Usos tradicionales	Efectos colaterales conocidos
Angélica o Dong Quai	Síntomas menopáusicos	Anticoagulante (no debe ingerírselo junto con otros anticoagulantes, como el Heparin), fotosensibilidad
Anís	Síntomas menopáusicos	
Cohosh negro	Sofocos, sudores nocturnos	Náuseas, vómitos
Calcio	Protección contra la osteoporosis	
Manzanilla	Insomnio	
Chasteberry (o Vitex)	Sequedad vaginal, depresión, falta de libido	Efectos antiandrogénicos
DHEA (un andrógeno llamado la "droga milagrosa contra el envejecimiento")	Síntomas menopáusicos	En las mujeres: acné, vello facial, alteraciones menstruales, conducta agresiva, lesiones hepáticas, retención de líquidos, puede acelerar la disminución de los linfocitos T

Hierba del asno	Sofocos, irritabilidad	
Ginseng	Fatiga, pérdida de la libido	Hipertensión, insomnio, depresión
Ipriflavona	Protección contra la osteoporosis, equilibrio hormonal, sofocos	Supresión de linfocitos o de la protección inmunológica
Regaliz (orozuz)	Reactivación del estrógeno para el equilibrio hormonal, sofocos	Debe evitarse si se sufre de hipertensión
Magnesio	Protección contra la osteoporosis	En cantidades excesivas puede producir diarrea
Fósforo	Protección contra la osteoporosis	Dado que este mineral se usa como aditivo en muchos alimentos, la mayoría de las personas no necesitan tomar un suplemento
Potasio	Salud ósea	
Trébol morado (o trébol de los prados)	Sofocos, sudores nocturnos	
SAM-e	Depresión leve	
Saw Palmetto	Infecciones del aparato urinario	Antiandrogénico (tener en cuenta que los andrógenos desempeñan un papel clave en la sexualidad, impiden la pérdida ósea y aumentan la densidad ósea)

Productos basados en semillas de soja y lino (fitoestrógenos, o sea, esteroles vegetales que ejercen actividad estrogénica)	Sofocos, sudores nocturnos, sequedad vaginal, dispareunia (coito doloroso)	Anticoagulantes (no deben ingerirse junto con otros anticoagulantes, como el Heparin)
Hierba de San Juan (o hipérico)	Depresión leve	Tiene efectos similares a los de ciertos antidepresivos, como Zoloft y Celexa, aunque menos pronunciadas
Gayuba	Afecciones del aparato urinario	Tinnitus, vómitos, convulsiones
Valeriana	Insomnio	Reacciones distónicas que semejan convulsiones parciales, deterioro visual
Vitamina D	Protección contra la osteoporosis (contribuye a la absorción del calcio)	Reacciones distónicas
Vitamina K	Impide que los huesos pierdan calcio	Se acumula en los tejidos grasos y, en dosis altas, es potencialmente tóxica
Ñame silvestre mexicano (fuente natural del DHEA)	(Ver la entrada *DHEA*)	

Terapias médicas complementarias

Todo lo que exceda la práctica médica ortodoxa suele denominarse "medicina complementaria" o "medicina alternativa". Este campo recibe cada vez más atención y estudio. De hecho, el Instituto Nacional de la Salud de los Estados Unidos ha creado un nuevo departamento con el solo objeto de estudiar diversas alternativas a la medicina tradicional. Todos los años se gastan crecientes sumas de dinero en tratamientos alternativos de la salud, en desmedro de la medicina tradicional, por lo cual hay también una creciente necesidad de contar con resultados demostrados. Por desgracia, aún no se cuenta con un jurado que pueda expedirse al respecto.

Los métodos complementarios son numerosos, pero aquí nos detendremos en dos en particular para analizar sus efectos en los síntomas menopáusicos: la acupuntura y el reiki. Los he escogido porque tuve experiencia directa con ambos y por los resultados positivos que me brindaron: ambos fueron muy eficaces, en mi caso, para el alivio del dolor.

Acupuntura

La acupuntura es una de las pocas variantes de medicina complementaria que hoy cuenta con la aceptación de la FDA y que ha sido avalada por un conjunto de especialistas del Instituto Nacional de la Salud de los Estados Unidos. En un estudio realizado por el Dr. Abass Alavi, del Hospital de la Universidad de Pensilvania, se detectaron cambios mensurables en las regiones del cerebro que perciben el dolor. A raíz de esta demostración, muchas compañías de seguros incluyen hoy en su cobertura la acupuntura, que es un elemento importante cuando uno busca un tratamiento alternativo.

La acupuntura tiene unos 2.500 años de historia; ha sido siempre una parte importante de la medicina china y en los últimos tiempos cobró popularidad en Estados Unidos. Se basa en la teoría de que existen en el cuerpo canales naturales para el flujo de la energía, a la que se denomina "chi" o "ki". Si esta energía fluye sin obstáculos por el organismo, prevalece un buen estado de salud; la enfermedad es la consecuencia de que la corriente energética sea bloqueada o perturbada. El objetivo de la acupuntura es restaurar el flujo normal de energía para que el sujeto recobre la salud.

Para su práctica se emplean agujas descartables, a veces acopladas a estímulos electrónicos. Las agujas se insertan en la piel o musculatura en determinados "puntos de presión". Está también la *digitopuntura*, tratamiento manual directo, en el que no se recurre a las agujas. (Por ejemplo, el punto de presión para aliviar el dolor de cabeza se encuentra en la zona hundida ubicada entre el pulgar y el índice de la mano. Un digitopuntor haría presión sobre este punto para aliviar el dolor de cabeza). Las sesiones duran aproximadamente 30 minutos.

Yo sufría migrañas que, todos los meses, solían prolongarse durante dos semanas y media, y resolví acudir a la acupuntura. Lo hice con Sepideh Lackpour, de Santa Clarita, California, quien utilizaba agujas y no aplicaba digitopuntura. Me resultó fascinante que hubiera puntos de mi cuerpo en los cuales no sentía en absoluto la inserción de las agujas; en otros, podía haber una leve sensación, o aun cierto dolor. Estos puntos cambiaban de una sesión a otra. Con el tiempo, a medida que se fue equilibrando la energía, las leves molestias desaparecieron por completo. Habitualmente yo salía del consultorio un poco mareada (lo cual es normal), pero siempre mejor que como había entrado. En general, mis migrañas se atenuaron, aunque no desaparecieron del todo.

Le pedí a Sepideh que me hiciera algún comentario acerca del uso de la acupuntura para los síntomas menopáusicos, y me dijo lo siguiente:

> Los problemas ginecológicos han sido tratados con acupuntura durante más de 200 años, y durante más de 5.000 mediante la herbología. La medicina china toma en cuenta la totalidad de los síntomas físicos, mentales y emocionales de cada paciente. Este es el secreto para el tratamiento de la menopausia. Hay muchas fórmulas herbológicas aplicadas a distintos síntomas, ya sean físicos (sofocos, sudores nocturnos, insomnio, etc.) o mentales (irritabilidad, ansiedad, depresión). La acupuntura se emplea para equilibrar los fluidos corporales, reducir las sensaciones de calor y aquietar la mente. La acupuntura y la herbología chinas permiten abordar, asimismo, otros síntomas que la mujer tiene durante su menopausia, como la pérdida de la memoria, la osteoporosis, los problemas circulatorios y digestivos, y las dificultades sexuales.

Reiki

"Reiki" significa 'energía universal de la fuerza vital'. Del mismo modo que la acupuntura, el reiki opera sobre los canales de energía, o el sistema de chakras, y el chi. El practicante pone sus manos sobre el cliente, a fin de restaurar el libre flujo energético.

Mi experiencia con el reiki para la curación de mis migrañas fue sumamente positiva. Después de la primera sesión me sentí algo mareada, pero nada
más: estaba un poco decepcionada. La persona que me estaba atendiendo, Sue
Ann Nelson, también de Santa Clarita, California, me dijo que podrían pasar
unas horas hasta que surtiera efecto, y que a veces el síntoma empeora antes de
mejorar. Por cierto, en el curso de unas horas mi migraña empeoró y se tornó
insoportable, pero la mañana siguiente me desperté sin ella. Me había durado
dos semanas antes de esa primera sesión, y pensé que tal vez su desaparición era
pura coincidencia: simplemente le había llegado el momento de irse.

Al mes siguiente, justo antes de que me comenzara el período, tuve otra
migraña. Llamé de inmediato a mi reikista. Esta vez, el dolor de cabeza no empeoró, pero volvió a esfumarse a la mañana del otro día. Después de atenderme
seis o siete meses a razón de dos sesiones por mes, la migraña no volvió a apa-
recer. En verdad, si no hubiera sido así, no habría podido escribir este libro, ya
que el solo hecho de tener la vista fija en la computadora me producía gran dolor.

Cualquier reikista que manipula el chi asegura que la persona que alcanza el equilibrio energético está en su mejor forma y es capaz de lograr
cosas que antes apenas había imaginado. Sue Ann agregaba al respecto:

> El reiki equilibra los sistemas de energía, y con ello produce una armo-
> nía general [dentro del organismo]. Abre los sistemas de los meridianos y
> permite que todo se cargue de más energía vital, la que nos constituye y sus-
> tenta nuestro cuerpo. El reiki introduce en el cuerpo esa energía y, en cam-
> bio, libera la que no nos es favorable. Además, aumenta el nivel vibracional
> del cuerpo: un organismo sano tiene un mayor nivel de vibraciones.

Sue Ann siempre fue rotunda en esto: ella no era la que operaba el
cambio, sino tan sólo una facilitadora de la restauración de la salud que mi
cuerpo ya tenía y que intuitivamente sabía cómo recobrar o traer de nuevo
a la superficie. Insistía en que, si el universo (o Dios) existe en toda su per-
fección, curar una migraña era poca cosa. También solía repetirme: "Muy
pronto tendrás una salud perfecta", lo cual al principio me hizo desconfiar
del trabajo que hacíamos. Nunca creí que volvería a sentirme completamente bien, pero ella tenía razón: ¡ahora estoy espléndida!

"Yo no realizo la curación –decía Sue Ann–. No hago más que introducir la energía, y esta va a donde tiene que ir. Es dirigida por la divinidad".

La menopausia y los grupos étnicos: información específica para usted

Todos podemos aprender muchísimo unos de otros, incluso en lo concerniente a nuestra perspectiva cultural y genética sobre la menopausia.

Hispanoamericanas

Las mujeres hispanoamericanas suelen tener la menopausia a una edad más temprana (el promedio es 50 años) y las pérdidas de orina son en ellas más frecuentes que en otros grupos. Por otra parte, independientemente de la edad, las mujeres latinoamericanas consumen menos calcio que el recomendado, con lo cual la pérdida ósea pasa a ser una preocupación mayor cuando llega la menopausia.

Afroamericanas

En el Estudio de la Salud de las Mujeres en toda la Nación [*Study of Women's Health Across the Nation, SWAN*], que contó con el apoyo del Instituto Nacional de la Salud, se comprobó que, de todos los grupos étnicos, las afroamericanas tenían la actitud más positiva sobre la menopausia. En comparación con otros grupos, estas mujeres tienen más síntomas como los sofocos, pero sufren en menor medida de rigidez, dolores de cabeza e insomnio. Además, suelen tener huesos más pesados y densos, lo que de entrada hace que constituyan un grupo de menor riesgo para la osteoporosis. A medida que envejecen, el riesgo de sufrir fractura de cadera se duplica aproximadamente cada siete años. En su caso, la osteoporosis secundaria (la que *no* es producto de la menopausia) es inquietante, porque las afroamericanas son susceptibles a la anemia de células falciformes o drepanocítica y al lupus, enfermedades ambas ligadas a la osteoporosis.

Caucásicas

Entre las mujeres caucásicas, el 75% sufre de sofocos. Este es el grupo étnico que mayor riesgo corre de contraer la osteoporosis. Tal vez en un afán de reducir ese riesgo, las caucásicas son, asimismo, las que más recurren a hormonas posmenopáusicas.

Asiáticas

En este grupo étnico se informa una menor cantidad de síntomas menopáusicos (especialmente los sofocos) que en todos los restantes. Pero, si bien no presentan muchos síntomas, las mujeres asiáticas son las que tienen la actitud más negativa hacia la menopausia. Como junto con las caucásicas son las que corren mayor riesgo de tener osteoporosis, el control de la densidad ósea es esencial. También debe prestarse particular atención al consumo de calcio procedente de distintas fuentes, ya que muchas mujeres asiáticas tienen intolerancia a la lactosa, motivo por el cual evitan los productos de granja en general y no incorporan la cantidad recomendada de calcio.

Consumir soja para reducir los sofocos

Ciertos estudios han asociado la reducción de los síntomas menopáusicos en las mujeres asiáticas al hecho de que su dieta incluya una alta proporción de productos derivados de la soja. La dieta típica de un asiático contiene, en promedio, de 40 a 80 mg diarios de isoflavones (un tipo de fitoestrógeno) activos.

¿Qué es un fitoestrógeno?

Un fitoestrógeno es un producto vegetal que genera en el organismo reacciones similares a las del estrógeno. De esta manera, cuando el estrógeno se reduce a raíz de la menopausia, el fitoestrógeno puede fomentar su producción en el sistema endocrino. Aún deben llevarse a cabo estudios más profundos, pero los beneficios de los fitoestrógenos parecen evidentes en las mujeres asiáticas: estas no sufren los síntomas menopáusicos tan intensamente como otras poblaciones, y se cree que ello obedece a la gran cantidad de estrógenos vegetales que consumen diariamente, sobre todo bajo la forma de soja.

Las dietas típicas europeas y norteamericanas contienen muchos menos isoflavones que la asiática. En los últimos tiempos, gran cantidad de mujeres han comenzado a introducir la soja en su dieta para aliviar sus síntomas menopáusicos, en especial los sofocos. Si usted está interesada en consumir más fitoestrógenos, consulte los valores nutritivos enumerados en los paquetes de los productos de soja. Como la mayoría de los fabricantes saben que a la gente le interesa conocer la cantidad de isoflavones activos, junto al nombre de cada elemento suelen incluir esta cifra en miligramos. El cuadro que sigue es el resultado de una investigación practicada en varias tiendas y supermercados.

Los productos de soja tienen fitoestrógenos, *que tienen isoflavones*

Alimento	Isoflavones activos por ración (en miligramos)
Edamame (porotos de soja congelados, junto a otras hortalizadas congeladas)	50
Tofu	30
Leche de soja	35
Porotos de soja crudos (con su cáscara)	40
Granola de soja (mezcla de cereales para el desayuno)	20
Miso	35

Los síntomas menopáusicos son temporarios, con excepción de la pérdida ósea

Por fortuna, los sofocos, alteraciones del talante y períodos irregulares, a la larga terminan; lo que no termina es la preocupación por la pérdida ósea. Esta y sus fracturas concomitantes pueden modificar notablemente el cuadro futuro de un individuo. Para muchos, la osteoporosis ha significado deformidad, debilitamiento y tener que pasar la vida en una institución geriátrica. Pero es tanta la información y la medicación disponibles para evitar las fracturas osteoporósicas que no deberían formar parte del futuro de nadie. Exija que le hagan un examen de densidad ósea cuando es todavía joven, de modo tal que puedan tomarse medidas preventivas en caso de necesidad. Digo "exija" porque muchos de mis clientes les pidieron a sus médicos este control, y la única respuesta que recibieron es que no se lo practica a personas menores de 60 años. (A esa altura, ¿qué se puede prevenir?)

Una de mis clientas, de algo más de 40 años, sufría fuertes dolores en la parte superior de la espalda. La alenté para que se hiciera el examen de densidad ósea. Su médico dijo al principio que no era necesario y en lugar de ello le encargó una placa de rayos X. Un par de días más tarde, la llamó para decirle que la placa revelaba una baja densidad ósea y que estaba de acuerdo en realizar la densitometría.

Muchas veces oí decir que uno tiene la edad de su columna vertebral; coincido totalmente. Tengo una clienta de 72 años que es capaz de hacer los ejercicios del círculo a mi alrededor en días en que mi columna gime por los años de abuso a que la sometí cuando bailaba. En esas circunstancias, ¿quién tiene más edad de las dos?

¿Y qué me dice usted? ¿Acaso desea envejecer prematuramente como consecuencia de fracturas vertebrales? Cuando uno envejece, son muchos los cambios a los que tiene que hacer frente, como para agregarle a la mezcla la osteoporosis. Concéntrese en cómo quiere vivir cuando "sea más grande". Sométase a los exámenes necesarios, haga ejercicios físicos y tome todas las medidas preventivas indispensables, y podrá remar, subir montañas, trabajar en el jardín o hacer cualquier otra cosa que se le antoje durante mucho, mucho tiempo.

CAPÍTULO 3

Ni un solo hueso roto más:
La prevención de las
fracturas osteoporósicas

Evaluación del riesgo de fractura

¿Corre usted el riesgo de sufrir una fractura ósea? Si tiene osteoporosis u osteopenia (baja densidad ósea), la respuesta es afirmativa. ¿Conoce los movimientos y actividades que aumentan ese riesgo? En el cuestionario que sigue, sobre actividades diarias, preste atención a cuántas preguntas respondería con un "sí". Luego vea cómo le fue al final del test. (Este cuestionario está destinado únicamente a las personas a quienes se ha diagnosticado osteoporosis u osteopenia).

- Cuando tiene que atarse los cordones de los zapatos, ¿inclina todo el cuerpo?
- ¿Acostumbra adoptar una mala postura cuando está de pie o sentado?
- Al caminar, ¿las puntas de los pies forman un ángulo?
- Cuando barre, o pasa el trapo al piso o la aspiradora, ¿inclina todo el cuerpo para alcanzar los lugares poco accesibles?
- Si necesita recoger algo del suelo, ¿inclina todo el cuerpo?
- Cuando tose o estornuda, ¿echa el torso hacia delante?
- Para bajarse de la cama, ¿se sienta en el borde, sin girar primero de costado?

- ¿Suele caminar en superficies húmedas, heladas o resbaladizas?
- ¿Hace flexiones sobre el suelo o con equipos de gimnasia?
- ¿Practica step?
- ¿Practica boxeo tailandés?
- ¿Realiza en aparatos o sobre el piso ejercicios abdominales que la obligan a girar de un lado al otro?
- ¿Realiza algún ejercicio para piernas que obliga a extender estas hacia los costados del cuerpo?
- ¿Toma clases de costura o anda en bicicleta con el pecho inclinado sobre los manubrios?
- ¿Usa sandalias u ojotas que dejan el talón al aire?
- ¿Su sillón favorito es aquel que le permite hundirse en él?
- ¿Juega al golf?
- ¿Practica patinaje sobre hielo?
- ¿Practica esquí de montaña?
- ¿Acostumbra estirar el cuerpo para alcanzar objetos que se encuentran en estantes altos?
- Si juega al tenis y debe responder con un revés, ¿lo hace sin girar para ello todo el cuerpo?
- ¿Pasa demasiado tiempo en la cama (muchas más horas que las ocho o diez de sueño nocturno)?
- ¿Levanta del suelo paquetes o bebés que pesan más de cinco kilos?
- Cuando se levanta de una silla, ¿se inclina hacia delante, de modo tal que su cabeza y hombros quedan a la altura de sus rodillas?

Si respondió que sí a una o más de las preguntas anteriores... ¡usted corre un alto riesgo de sufrir una fractura!

Para una persona con baja densidad ósea, todas las situaciones antes enumeradas son potencialmente peligrosas. Al concluir la lectura de este capítulo, usted habrá aprendido a modificar su forma de encarar estas actividades de modo tal que pueda hacer muchas de ellas con toda confianza, sin riesgo de fractura. También descubrirá que es imposible modificar algunas otras para volverlas seguras para una persona con baja densidad ósea y comprenderá perfectamente qué es lo que vuelve seguro o peligroso, para esa persona, un movimiento cualquiera.

Las Cinco Reglas de Oro para evitar fracturas

¿Estuvo usted alguna vez "un poco" embarazada? No, yo tampoco. De hecho, cuando quedé embarazada, ¡estaba enorme! Y bien: lo mismo es válido para la osteoporosis. No se puede tener "un poco" de osteoporosis. Si le han diagnosticado osteoporosis, le han diagnosticado un "grado grave y avanzado de baja densidad ósea".

Estas reglas son válidas para usted. Un estudio de la Fundación Internacional de Osteoporosis reveló los efectos físicos y emocionales que esta enfermedad tiene en las mujeres que la sufren: el 37% padecía dolores de espalda, el 30% vivía con el constante temor de quebrarse un hueso, el 29% era incapaz de caminar una distancia más o menos larga, y el 18% tenía dificultades en ir simplemente del punto A al punto B. Además, el 17% de ellas estaban preocupadas por su futuro, ya que no sabían cuánto tiempo más podrían vivir sin depender de la ayuda de otra persona. En general, el 81% contestó que la enfermedad había gravitado adversamente en su vida.

Es posible aliviar muchas de estas preocupaciones con sólo saber cómo evitar las fracturas.

Estas "Cinco Reglas de Oro" de la osteoporosis fueron las que me motivaron a escribir este libro. Muchos médicos me han enviado a sus pacientes osteoporósicos para que los ayudara a aumentar su densidad ósea, pero *ninguno* de esos pacientes estaba familiarizado con las posturas que deben evitarse a fin de reducir el riesgo de fractura. Usted *debe* estar informada al respecto y *debe* aplicar dicho conocimiento a su vida diaria y a su programa de ejercicios. Al leer este libro, usted ha resuelto hacerse cargo de su situación; para lograrlo eficazmente, tendrá que familiarizarse con las posturas riesgosas que se explican a continuación. No sólo disminuirá el riesgo de quebrarse un hueso, sino que convertirá a su programa de ejercicios en un éxito.

¿Sabía usted que la mayoría de las fracturas se producen en la casa, a media tarde o al anochecer? Este dato nos dice que no necesariamente son el resultado de una clase de step aeróbic o de volver de la tienda cargado de paquetes; si suceden a esa hora, es porque en ese momento uno tiene los sentidos un poco aletargados y su coordinación no es óptima. Las Cinco Reglas de Oro contribuirán a reducir los riesgos independientemente de la actividad que uno realice.

Regla de Oro Nº 1: No flexionar la columna

Esta regla es válida para todos los que tengan osteoporosis en la columna, incluida la parte cervical. "Flexionar la columna" significa inclinarla desde la cintura o dejar caer la cabeza de modo que el mentón se acerque al pecho. Es el movimiento típico cuando se intenta recoger algo del suelo mientras uno está sentado, o cuando se hacen flexiones para abdominales. ¡Hay que poner fin a esta clase de ejercicios! Para fortalecer los abdominales no es necesario someterse a la clásica elevación de la cabeza cuando uno está tendido en el suelo. (Enseguida le diré cómo se hace).

Hay muchas situaciones a lo largo del día en que nos resulta natural flexionar la columna; por ejemplo, cuando nos ponemos los zapatos, barremos o pasamos un trapo al piso, llevamos bolsas de compras cargadas, recogemos objetos del suelo o estamos en la cama. Es menester que todos estos movimientos se modifiquen de modo tal que la columna quede recta. No hay que permitir que los hombros se inclinen hacia delante, presionando sobre la columna. Las siguientes son algunas actividades comunes en las cuales frecuentemente se cometen errores. Tome nota de ellas y aplique esta primera regla a todo lo que hace.

Recoger objetos del suelo

A menudo tenemos que recoger del suelo algo que se nos ha caído. Si usted tiene la misma suerte que yo de ser dueña de un perro al que le encanta masticar toda la correspondencia que el cartero deja en la puerta, tendrá que estar cerca del suelo con frecuencia. Cuando quiera recoger algo, asegúrese de hacerlo con la columna recta; agáchese flexionando primero una rodilla y luego la otra. Si tiene a mano una pared o un diván, puede usarlos como apoyo mientras se acuclilla. Si es mucho el trabajo que debe realizar en esa posición (por ej., refregar una bañera, arreglar las plantas del jardín o recoger los trozos microscópicos de la correspondencia que fue desgarrada por un perro), conviene que apoye sus manos y rodillas, mantenga los hombros hacia atrás y no flexione la cintura ni deje caer los hombros mientras trabaja.

Si tiene que atarse los cordones de los zapatos o pintarse las uñas de los pies, primero coloque un banquito delante para apoyar el pie; de esa manera no tendrá que flexionar la columna; manténgala recta.

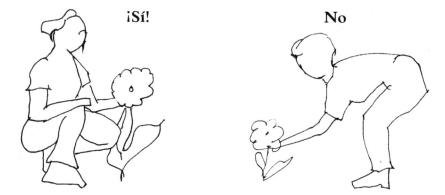

Empujar un carrito, barrer, desplazar la aspiradora, etcétera

Siempre que deba empujar un carrito de compras o un cochecito de bebé, barrer o pasar la aspiradora a la alfombra o el rastrillo a las hojas caídas, mantenga la columna derecha. No se incline hacia delante flexionando la cintura. Vigile sus hombros: ellos le dirán si su postura es correcta. Si forman una curva, es muy posible que no esté actuando con la columna recta.

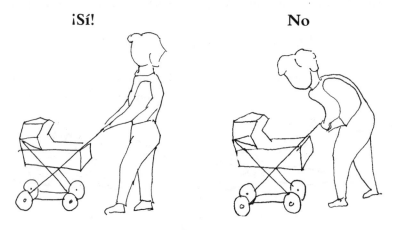

Clases de gimnasia o de ejercicios físicos

En estas circunstancias, usted enfrentará numerosos desafíos, en especial cuando llega el momento de los ejercicios clásicos para abdominales. ¡No los haga nunca más! Estos ejercicios constituyen un *grave* riesgo de fracturarse. No sólo se flexiona la columna, sino que el peso del torso, junto con la fuerza de la gravedad, ejerce una enorme presión en las vértebras. He tenido clientes con osteopenia que descubrieron su baja densidad ósea debido a las pequeñas fracturas sufridas como consecuencia de los ejercicios para abdominales realizados en el gimnasio local. Si una persona con osteopenia corre riesgo de fracturarse la columna con estos ejercicios, no hablemos de lo que puede sucederle a alguien que tenga osteoporosis. Hay que asegurarse de no flexionar la columna en ningún momento de la ejercitación. En los próximos capítulos, aprenderá las modificaciones que pueden introducirse en muchos ejercicios.

¡Nunca más los ejercicios clásicos para abdominales!

Una alternativa para fortalecer los abdominales

El ejercicio que propongo abajo es muy seguro y *sumamente* eficaz. Se lo doy a todos mis clientes, tengan o no baja densidad ósea. Me gusta porque realmente funciona y constituye un reto para cualquiera, independientemente de su nivel de preparación física. Además, obliga a la gente a trabajar de manera correcta sus abdominales, en forma tal que el vientre quede chato y no se formen músculos abdominales gruesos que parezcan una capa de grasa.

Ejercicio alternativo para abdominales

¡Columna recta!

El movimiento parte de la cadera, con las rodillas flexionadas

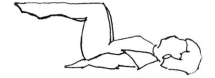
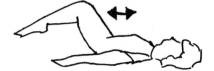

· Modo de realizarlo

De espaldas en el suelo, levante los pies para que las rodillas queden justo encima de su cadera y las pantorrillas paralelas al piso. Ahora, en lugar de subir y bajar los hombros (con lo cual flexionaría la columna), aleje sus muslos del torso hasta sentir una tensión en el vientre. Asegúrese de que el movimiento parta de la cadera. Las rodillas conservarán todo el tiempo el ángulo recto, sin flexionarse ni estirarse. Si usted tiene la columna bien apoyada en el piso, apenas podrá desplazar los muslos unos 5 cm. No se engañe creyendo que si aumenta esta distancia su tono y fuerza muscular se incrementarán en mayor medida. Ahora vuelva los muslos hasta la posición inicial.

Puede hacer este ejercicio mientras el resto de la clase practica los abdominales clásicos. Conservará su columna sana pese a practicar un ejercicio difícil y eficaz... y sus compañeros de clase le envidiarán que cada vez tenga menos panza.

¡Cuidado! Si los ejercicios para abdominales se realizan mal, la panza se agranda

Al trabajar sobre los abdominales, el vientre debe permanecer *chato*, no formar "bolsas". Esto último sucede cuando los músculos del vientre se vuelven protuberantes. Es decir que, en lugar de reducir la panza, se la agranda.

¿Está usted haciendo sus ejercicios abdominales de manera incorrecta? Sólo puedo decirle que ninguno de mis clientes nuevos hacía en forma correcta los ejercicios para abdominales. ¿Qué significa esto? Que sus vientres se tornaban cada vez mayores, con las consecuentes frustraciones. Tuve dos mujeres que conmigo seguían el método Pilates, pero después tomaban clases especiales para abdominales en otro gimnasio: se habían fijado como objetivo reducir su panza. Un mes después, ambas tenían la cintura más gruesa, y su vientre, en lugar de disminuir, crecía. Una vez que asimilaron mi consejo de mantener el vientre chato, pudieron volver a ponerse sus *panties*. Practique el ejercicio anterior manteniendo chatos los músculos del vientre y no sólo cobrará fuerza, sino que es posible que sea la única persona de vientre chato en toda la clase de gimnasia.

Cargar bolsas de compras y niños

Cuando sale de compras, no deje que el peso de las bolsas le haga inclinar la columna. El consejo general es llevar como máximo cinco kilos en cada mano, de modo que asegúrese de no cargar demasiado las bolsas y haga más viajes entre el mercado y el auto. Tanto cuando se recoge la mercadería del estante como cuando se la traslada, siempre debe hacérselo con la columna recta. En cuanto a los niños, que en su mayoría superan los cinco kilos, sólo debe tomárselos en el regazo cuando uno ya está sentado. A los nietos que gustan de lanzarse en brazos del abuelo o la abuela desde la mitad de la escalera, habrá que advertirles que, a partir de ahora, eso está prohibido.

Cómo acostarse o levantarse del suelo

Acostarse sobre la colchoneta donde se hacen los ejercicios y levantarse (y lo mismo es aplicable a la cama) puede o no ser tan perjudicial como un ejercicio clásico para abdominales, según cómo se lo efectúe. Si uno se levanta o acuesta haciendo fuerza con el vientre, la combinación de la fuerza de gravedad y del peso del cuerpo ejerce una enorme presión sobre las vértebras. Para acostarse, le sugiero lo siguiente: manteniendo derecha la espalda, apóyese primero en una rodilla y luego en la otra; deje caer los muslos hacia un costado hasta apoyarlos en el suelo; siga bajando de costado; por último, dese vuelta y quede de espaldas.

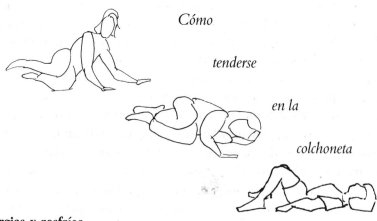

Cómo

tenderse

en la

colchoneta

Alergias y resfríos

Como tuve dos hernias de disco, conozco muy bien la presión que significan para la columna las toses y estornudos: es tremenda, mucho mayor que la del ejercicio clásico de abdominales. De hecho, probablemente usted conoce a alguien con buena densidad ósea que se haya fracturado una costilla al toser durante un resfrío particularmente fuerte.

Estas sacudidas constituyen uno de los mayores desafíos para mantener la postura correcta y evitar flexionar la columna. Cuando uno siente que está por estornudar o por toser muy fuerte, debe poner toda su atención en mantener derecha la columna, por ejemplo presionándola contra el respaldo de la silla o contra una pared. En la época en que tuve problemas con mi espalda, solía aferrarme a los brazos del sillón a fin de evitar que la columna se inclinase. Hay que estar preparado, ya que, por lo general, uno sabe con anticipación cuándo va a toser o estornudar.

Regla de Oro N° 2: No ejercer una presión excesiva en las muñecas

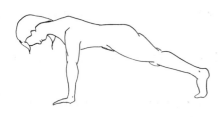

Si usted tiene osteoporosis en una de las muñecas, o bien no se ha sometido a un examen de densidad ósea en las muñecas, pero sí le han diagnosticado osteoporosis en la columna, deberá evitar someter la articulación a una presión excesiva. Si el examen de osteoporosis en la columna dio positivo, hay grandes probabilidades de que también la muñeca esté afectada. Del mismo modo que la columna, debido a la gran proporción de tejido esponjoso, la muñeca es muy susceptible a la pérdida de masa ósea. Desde luego, en ciertos deportes, como el tenis o el béisbol, o aun en un ejercicio de flexión de brazos, la muñeca corre grandes riesgos; pero, si la pérdida ósea es severa, el mayor riesgo son las caídas, ya que normalmente uno extiende el brazo para protegerse. El patinaje sobre hielo, el esquí de montaña o el surf son deportes en que las caídas no sólo son probables, sino que forman parte inherente de la actividad. En estos casos, corren igual riesgo de fractura las muñecas, la cadera o la columna. Habrá que buscar un deporte no menos gratificante pero en el cual las caídas sean menos frecuentes.

Para evitar las caídas: qué es lo que no debe hacerse

- No camine ni trabaje en pisos muy encerados; protéjase colocando alfombrillas antideslizantes.

- No use sandalias u otro tipo de calzado sin talonera, como tampoco calzado cuya suela sea resbaladiza.

- No corra de un lado al otro sin saber en todo momento dónde está pisando.

- No camine sobre hielo, salvo que se le haya echado arena o sal.

- No participe en deportes en los cuales las caídas son probables, como el patinaje sobre hielo, el esquí de montaña o el surf.

- No tenga en casa alfombrillas que se deslizan o que se pliegan en los ángulos; asegúrelas al piso o deshágase de ellas.

- No coloque el tazón con agua para su mascota en un lugar donde pueda volcarse y producir una caída.

- No cargue grandes bultos (aun cuando sean livianos) que le impidan ver dónde pisa.

- No se suba a una silla para alcanzar un estante alto; compre una escalera con soportes.

- No camine con una postura defectuosa (no podrá ver adónde irá a parar si anda encorvada).

- No permita que las mascotas se cuelen entre los pies cuando usted está atareada, por ejemplo en la cocina.

Para evitar las caídas: qué debe hacerse

- Lleve a cabo un programa regular de ejercicios (como los tres que se explican en el Capítulo 6) tendiente a mejorar la fuerza, el equilibrio, la flexibilidad y la coordinación. Un cuerpo fuerte es su mejor garantía contra una caída. Algunos estudios muestran que, en todos los grupos etarios, los que más se benefician de los programas de ejercicios son los de más edad. La buena nueva es que la capacidad de aumentar la fuerza física es la misma cuando uno es una persona mayor que cuando era adolescente.

- Tenga siempre presentes las Cinco Reglas de Oro. Estas pautas, al mantenerla alineada, reducen en gran medida su riesgo de caídas.

- Revise regularmente las alfombras gastadas o las tablas sueltas o arruinadas de las escaleras interiores o exteriores de la casa.

- Coloque bajo las alfombras cinta con pegamento en ambas caras o alfombrillas de goma antideslizantes.

- Tenga particular cuidado con las superficies cubiertas de mosaicos. Si se vuelca líquido y el piso se torna resbaladizo, tal vez sea conveniente colocar en esos lugares alfombrillas de goma antideslizantes.

- Coloque en la bañera soportes de metal para agarrarse y alfombrillas de goma.

- Al subir una escalera, agárrese de la baranda. Esto impedirá además que lleve grandes pesos, tanto al subir como al descender, lo cual puede ocasionar una caída.

- Manténgase activa y goce de la vida. No deje que la osteoporosis le impida desarrollar las actividades habituales. Una vida activa contribuye a mejorar la densidad ósea; quedarse sentada en casa es la peor de las alternativas posibles, ya que prolongados períodos de inmovilidad reducen dicha densidad. Por otra parte, vivir encerrado es deprimente.

Nota especial sobre la osteoporosis de muñeca

Como el hueso se torna más denso en respuesta directa a la fuerza muscular ejercida, el trabajo inicial con la muñeca (así como con cualquier otro lugar del cuerpo) debe hacerse de modo paulatino e ir pasando a ejercicios más fuertes sólo cuando corresponda. Los cambios en la densidad ósea sólo tendrán lugar si el desafío muscular es progresivo, lo cual, a su vez, demandará progresivamente más de los huesos. Dado que el tejido óseo reacciona ante el trabajo muscular extra creando un hueso más grueso, cada vez será posible abordar ejercicios o tareas más difíciles. Sin embargo, antes de probar un nuevo deporte, como el tenis, consulte con el médico para saber cuáles son sus progresos en el desarrollo de su masa ósea. Es interesante señalar que los tenistas normalmente no corren peligro de sufrir osteoporosis en la muñeca del brazo con el que sostienen la raqueta, pues la fuerza aplicada a los músculos hace que ese hueso de torne más denso. Como los tenistas suelen tener brazos y antebrazos muy desarrollados, la masa ósea de la muñeca es mayor.

Crear un centro fuerte para impedir las caídas

Los músculos del centro son los abdominales más profundos y los músculos de la columna. Estos músculos son decisivos para impedir caídas y, por ende, proteger las muñecas. Todos hemos sufrido algún resbalón o sentido que íbamos a caernos, y en ese momento supimos que había dos opciones: "agarrarnos" de nosotros mismos o caer. Los músculos del centro son los que nos permiten "agarrarnos". Nos ayudan a mantener el equilibrio. Trabajar tales músculos mediante los programas OsteoPilates que se indican al final del Capítulo 6 le dará a usted más fuerza en su centro y más capacidad para alcanzar el equilibrio y prevenir caídas.

Regla de Oro N° 3: No apartar las piernas de la línea media del cuerpo

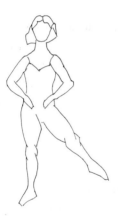

Esto es particularmente importante para los que padecen osteoporosis de cadera o los que tienen osteoporosis de columna y no han hecho verificar la densidad ósea de su cadera. A fin de disminuir el riesgo de fracturarse la cadera, evite separar mucho del centro del cuerpo, las piernas. No hay problema en llevarlas hacia delante o hacia atrás, pero sí lo hay si se las aparta hacia un costado. Este movimiento, llamado "abducción", es frecuente en numerosos ejercicios gimnásticos, en las artes marciales y en el ballet. Si se practica alguna de estas actividades, en ese aspecto específico habrá que modificar el movimiento.

Nota sobre el esquí

Sé por experiencia propia que muchos de mis aterrizajes en las pistas de esquí me dejaron en una posición muy dolorosa de abducción de las piernas (un salto acrobático en el que terminé con la cadera muy dolorida y los esquíes muy lejos de mi cuerpo). Usted debería pensar seriamente si seguirá practicando este deporte, sobre todo en montaña, porque el riesgo de fractura es muy alto. ¿Probó andar con raquetas de nieve? ¡Es fantástico! Es un ejercicio físico muy bueno que, además, por lo común se practica en alguna cima tranquila e impecable, lejos de las desesperantes multitudes que se apiñan en las pistas de esquí. Por otra parte, nunca me pasó por encima alguien con raquetas que hubiera perdido el control, como tan a menudo sucede con los esquiadores.

Caminatas

En parte, la abducción de los músculos de las piernas se evita no abriendo en ángulo los pies al caminar. Deben apuntar directamente hacia delante, como las vías de un tren. Si se camina de ese modo, la mecánica corporal funciona correctamente, y en el caso de que la persona tenga osteoporosis, se reducirá el riesgo de tropezar y caer. Cuando uno comienza a andar en la nieve con raquetas, puede decir exactamente adónde apuntan sus pies: basta mirar las huellas. Por supuesto, el mismo resultado se obtiene si se examinan las dejadas en la arena al caminar por una playa.

¡Sí!   **No**

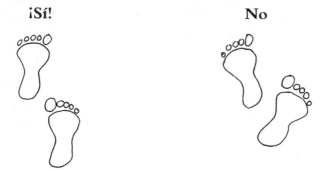

Regla de Oro Nº 4: No hacer torsiones de columna

Para quienes padecen osteoporosis de columna, este movimiento importa un alto riesgo de fractura. Si se lo realiza con fuerza, como cuando se juega al tenis o al golf, o cuando uno se da vuelta desde el asiento delantero del automóvil para recoger algo que está en el asiento trasero, el peligro de fractura es grande. Si concurre al gimnasio de su barrio habrá notado que existen equipos específicamente destinados a fortalecer ciertos músculos mediante la torsión de la columna. Evite no sólo esos aparatos, sino cualquier ejercicio que implique una torsión de la columna.

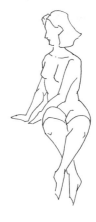

El estante más alto

Si usted debe alcanzar algo que está en un estante alto, cuide de no torcer la columna al estirarse para ello. En general, cuando lo hacemos con una sola mano es porque tratamos de llegar más lejos o más alto torciendo la columna; por lo tanto, es preferible extender ambas manos. Si aun así no puede llegar hasta el objeto, es preferible que use una escalera con soportes, que le permita alcanzarlo fácilmente.

¡Sí!   No

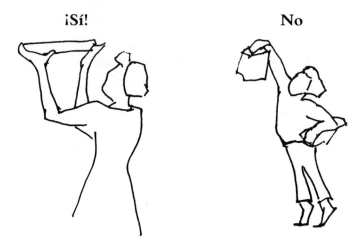

Ejercicios abdominales de torsión

Este tipo de ejercicio, tan corriente, debe evitarse. Infringe la "Regla N° 1: No flexionar la columna", así como la "Regla N° 4: No hacer torciones de columna". Si usted participa en una clase de gimnasia en la que se realiza este ejercicio, es preferible que en ese lapso efectúe el "Ejercicio alternativo para abdominales" explicado en las páginas 66 y 67.

No

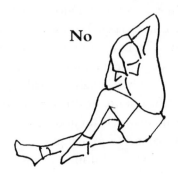

Regla de Oro N° 5: No sentarse ni permanecer de pie en una mala posición

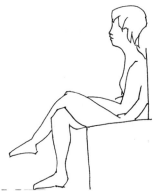

Muchísimas personas me han comentado que están hartas de que les digan que su postura es deficiente. Es muy probable que tampoco a usted la entusiasme que yo le dé aquí una conferencia sobre la postura perfecta, pero... confíe en mí. Mejorar la postura es más fácil de lo que cree... se lo prometo.

Empecemos por el principio: ¿por qué puede ser peligrosa una mala postura para alguien que tiene osteoporosis? ¿El esfuerzo por mejorarla valdrá la pena?

Sí: evite la mala posición al sentarse o permanecer de pie y reducirá los riesgos de fracturas osteoporósicas en cualquier parte de su cuerpo. La flexión de la columna en una mala postura hace que se ejerza presión sobre las vértebras, aumentando así la posibilidad de fractura (ver la "Regla de Oro N° 1", en la página 64). Por otra parte, la mala postura torna más probables las caídas por ende, las fracturas de cadera y muñeca.

Pero los beneficios de pararse o sentarse bien no acaban ahí. Los buenos hábitos posturales fortalecen y flexibilizan los abdominales y los músculos de la columna, lo cual contribuye a un mayor equilibrio y facilita la coordinación de los movimientos en las actividades cotidianas. ¡Se sentirá verdaderamente mejor! ¿Acaso no es ese el propósito de todo esto?

Respetar al yogui interno

El yoga es el antepasado directo del método Pilates. Por lo tanto, será conveniente detenerse un momento para ver qué puede decirnos acerca de la buena postura. Los yoguis nos enseñan que hay siete *chakras* o centros de energía, situados a lo largo de una línea que comienza en la base de la columna y termina en la coronilla. Una postura apropiada abre estos chakras y permite que fluya a través de nosotros la fuerza vital. Una mala postura, por el contrario, bloquea ese flujo energético. Y si la energía no fluye, uno se siente cansado y tiene más probabilidades de sucumbir a las enfermedades, el estrés o la depresión.

La mala postura origina dolor de hombros, de espalda y de cuello

El dibujo anexo representa un ejemplo muy corriente de mala postura. Esta mujer está haciendo un gran esfuerzo extra para permanecer vertical. Ese trabajo adicional que constantemente se les demanda a los músculos genera dolores de diversa índole, que muchos creen propios de la edad. No lo son: son propios de las malas posturas *a cualquier edad*.

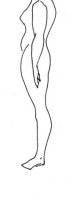

Comenzando por arriba, vemos que la parte superior de la espalda forma una curva que, naturalmente, hace que la cabeza caiga hacia delante. A fin de mantenerla erecta, debe recurrir a otros músculos de la parte posterior del cuello y los hombros, obligándolos a trabajar más de la cuenta, con lo cual terminan doliéndole ambas zonas. Los hombros están contraídos y curvados hacia dentro, como lo indican las palmas de las manos, que apuntan hacia atrás (si los brazos estuvieran relajados, las palmas quedarían paralelas a los muslos). La mala alineación del hombro complica aún más la curvatura de la parte superior de la espalda, exigiendo, nuevamente, un esfuerzo mayor de los músculos de esa zona y del cuello.

La mala posición de la espalda le impediría ponerse de pie si no fuera por la acción compensatoria de las caderas, que para mantener el equilibrio se extienden demasiado hacia delante. En dicha posición, es muy difícil que esta mujer pueda utilizar los músculos del vientre; en consecuencia, estos permanecen totalmente relajados, dando la impresión de que tuviera "panza". Sin embargo, la mujer del dibujo es bastante delgada y su "panza" desaparecería si tan sólo se parara derecha. La protrusión de los músculos relajados del estómago le traba las rodillas, haciéndolas doler. Sin duda alguna, esta persona tiene que sentir dolores diversos y le vendría muy bien conocer algunas técnicas para mejorar la postura.

Seguro que usted conoce a varias personas que se asemejan en su postura a la mujer del dibujo; no es nada raro que así suceda. Basta ir al supermercado para encontrarse con mucha gente que reúne estas características. Hay otras numerosas variantes de alineación imperfecta. Los malos hábitos posturales pueden originar malestares y dolores durante años. Si tan sólo supieran... Pero no es su caso. Siga leyendo y descubrirá cómo mejorar su postura y su salud.

Breve nota sobre la respiración y la postura

La postura adecuada mejora, además, la respiración. Los pulmones dejan de estar presionados o empujados hacia dentro, y según un estudio de la Sociedad Fisiológica Norteamericana, realizado por P. Hodges, S. Gandevia y C. Richardson, los nuevos hábitos respiratorios (ver también el ejercicio de página 148) hacen que disminuyan los dolores de la baja espalda, los hombros y el cuello. El mejoramiento de la postura parece tener grandes beneficios: menor riesgo de fracturas, mayor flujo energético que, a su vez, mejora la salud general, y mejores pautas respiratorias para reducir los dolores.

Sentarse y pararse correctamente

A todos, alguna vez, nuestros padres o amigos nos dijeron: "¡Párate derecho!" o "¡Echa esos hombros hacia atrás!". Yo, de hecho, recuerdo que mi madre me lo decía, o que, si yo estaba caminando y ella venía detrás, me agarraba de los hombros y tiraba de ellos para ponerlos "derechos". ¿No le resulta una situación conocida?

Ahora bien: ¿qué significa realmente sentarse o pararse con una buena alineación o una postura apropiada? Le alegrará saber que echar los hombros demasiado hacia atrás, de modo que queden detrás de las orejas, *no es* una buena alineación. Por el contrario, es una mala alineación, a veces denominada "postura militar", con el pecho sobresaliente, el mentón retraído y los omóplatos tocándose agresivamente. Cuando les pido a mis clientes que se paren en una postura correcta, por lo general lo que obtengo es esta postura militar. La postura correcta es, en realidad, mucho más simple. Tome este libro en las manos, ubíquese frente a un espejo que muestre su cuerpo entero, y verá cuán sencillo es encontrar la alineación adecuada.

Cómo pararse derecho

Ubíquese frente a un espejo de modo tal que su cuerpo se vea de perfil.

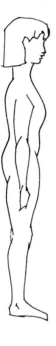

- Imagine que alguien tira de uno de sus cabellos hasta el techo. Ese solo cabello va a estirar su columna, como si usted fuera una marioneta que pendiera de un cordel.
- Al mirar de costado al espejo, debe ver su oreja alineada con el hombro.
- Si se tendiera una línea imaginaria desde el hombro hacia abajo, debería pasar por la mitad de la cadera.
- Esta misma línea, siguiendo hacia abajo, debería tocar la parte posterior de su rodilla.
- Desde allí, la línea pasaría por el punto medio del tobillo.
- Si la alineación es correcta, se formará una curva natural en la baja espalda y detrás del cuello. Las palmas de las manos deben enfrentar los muslos, lo cual indica que los hombros tienen una flexibilidad adecuada.

Hagamos una prueba

Párese cerca de una pared, de modo tal que sus talones queden separados de ella de 5 a 8 cm. Debe sentir que la parte posterior de la cabeza, la parte superior de la espalda y sus caderas tocan la pared. No levante el mentón y mire el cielo raso para que la cabeza toque la pared –eso sería hacer trampa–. Hunda el mentón hacia el cuello.

Espalda superior curvada

¿Qué pasa si usted alinea su columna apropiadamente, de acuerdo con la indicación anterior, pero cuando hace la prueba con la pared sólo consigue tocarla con la espalda superior y las caderas, pero no con la cabeza (por más que baje el mentón)? Según la edad y la voluntad que exista, esta postura es menos fácil de cambiar que la de los hombros encorvados. Sin embargo, lo insto a que haga todo lo posible por modificarla. Para alguien que tiene osteoporosis, una espalda superior curvada viola la "Regla de Oro N° 1: No flexionar la columna", y tendría que trabajar todos los días para cambiar esa postura. Es muy probable que ella le haya ocasionado ya dolores de cuello y hombros. Cuanto más reduzca la curvatura de su espalda superior, mejor se sentirán el cuello y los hombros, porque no tendrán que luchar contra las presiones de una postura incorrecta.

¿Lo sabía?

El hecho de que alguien tenga la espalda superior curvada no significa que padezca osteoporosis. He trabajo con muchos clientes osteoporósicos que tenían una excelente postura. También me ha sucedido lo contrario: una espalda superior curvada en personas sin osteoporosis.

Qué puede hacer ahora mismo para remediar la curvatura de la espalda superior

En primer lugar, comience por el nivel inicial del programa de OsteoPilates (Capítulo 7, páginas 221 y 222). Los ejercicios de este nivel abordan en forma directa los problemas de la osteoporosis y se centran en el fortalecimiento de la espalda superior, lo cual favorece una buena postura y una columna más recta.

Sin embargo, aun antes de pasar al Capítulo 7, hay dos cosas que usted puede hacer *ahora mismo*:

- *Con suavidad,* junte los omóplatos. Este simple ejercicio empezará a fortalecer los músculos de la alta espalda y a aflojar cualquier contractura que hubiera por delante de los hombros. Puede hacerlo durante todo el día, ya sea que esté sentado, de pie o de rodillas, que esté conduciendo su automóvil o realizando cualquier otra actividad.

- Practique el ejercicio "Hombros de jugador de fútbol americano", tal como se lo explica en la página 80. Hágalo varias veces al día, a fin de reforzar la posición adecuada de sus hombros.

Hombros encorvados

¿Qué pasa si todo está bien alineado, pero los hombros tienden a caer hacia delante? Este es el producto de un desequilibrio muscular, y es muy común que suceda. Todos los trabajos que hacemos –conducir, cocinar, levantar objetos, las tareas propias de la jardinería– los realizamos con los brazos extendidos hacia delante. De ahí que los músculos de la parte frontal de los hombros sean más fuertes y flexibles que los de atrás.

Muchos ejercicios del Capítulo 7, destinados a los hombros, tienden a corregir este desequilibrio. Debemos lograr que los músculos que se hallan entre los omóplatos sean tanto o más fuertes que los frontales, y estirar estos para que la musculatura fortalecida de la espalda superior pueda retraer los hombros en lugar de luchar contra músculos contracturados. Después de todo, si esos músculos llegaron a tener tanta fuerza como para desalinearnos, ¿por qué no revertir esto para que los músculos situados entre los omóplatos nos lleven en forma natural a la alineación correcta? Tiene sentido, y es muy factible. He trabajado con muchos clientes que presentaban "problemas de hombros", quienes me dijeron que, en pocas semanas, la postura que tenían frente a sus computadoras había cambiado notablemente. También me comentaron que se les había vuelto incómodo sentarse en una postura deficiente. ¿Ve que es posible?

Pensar en los "hombros del jugador de fútbol americano"

En el trabajo con mis clientes recurro con frecuencia a esta imagen (no se preocupe, no se le agrandarán los hombros; es sólo una imagen). De pie o sentada con el cuerpo erguido, extienda los brazos a los costados hasta que queden paralelos al piso. Ahora imagine que sus hombros van creciendo de tamaño hasta llegar a la punta de los dedos de las manos. Lentamente, baje los brazos, sin abandonar esa imagen. Debe sentir que los hombros se ensanchan, en lugar de converger.

Cuando hago este ejercicio, siempre siento un estiramiento y un alargamiento en la parte frontal de los hombros. ¡Es una sensación muy agradable! Como si el pecho se hubiera abierto y liberado. Haga este ejercicio varias veces al día para corregir la posición de sus hombros. Antes de que caiga en la cuenta, gracias a él los tendrá ubicados donde debe ser.

Tener una buena postura no es sólo pararse derecho

Como ya sabemos por la "Regla de Oro Nº 1", no hay que inclinar la columna hacia delante. Tener una buena postura nada tiene que ver con parecer más alto, más joven o más prevenido: tiene que ver con evitar situaciones de riesgo de fractura. Si la columna se inclina hacia delante sin estirarse hacia arriba, soporta un peso adicional que le hace daño: no sólo carga con el peso de la parte superior del cuerpo (pecho, hombros, brazos, cuello, cabeza), sino que debe luchar constantemente contra la fuerza de la gravedad. Imagine un edificio cuyo tercio superior estuviese inclinado hacia delante: a la larga, es forzoso que se quiebre. Ni siquiera las vigas más fuertes pueden trabajar día tras día contra el peso y la gravedad; tampoco puede hacerlo su columna vertebral.

Los malvaviscos* y la joroba de viejo

Cuando la columna se fractura, habitualmente es en la parte frontal y en las vértebras que se hallan a la altura del estómago. Cada pequeña fractura hace que la columna se vaya inclinando hacia delante. Imagine que pincha de un solo lado toda una columna de malvaviscos; crearía así una réplica de la "joroba de viejo" que normalmente se asocia a la osteoporosis. A veces, esa joroba sólo se debe a décadas de mala postura. No infiera que si usted, o algún conocido, tiene la espalda superior curvada, es consecuencia de fracturas de vértebras.

Correlación entre la pérdida de estatura y las fracturas de vértebras

Muchas personas han tenido una fractura de vértebra sin darse cuenta. Médicos de la Universidad de Alberta, Edmonton, encontraron una correlación entre la pérdida de estatura y las fracturas de vértebras, que puede ayudarla a descubrir si usted efectivamente ha sufrido una fractura sin darse cuenta. Si ha perdido 2 cm de estatura en los tres últimos años, hay una posibilidad significativa de que haya sufrido una fractura de vértebra.

Un misterio postural

Para la mayoría de la gente, estar de pie y erguido *es* un misterio. A menudo se equipara la buena postura con sentirse incómodo e infeliz. *No* es

---

* Nombre de unos dulces esponjosos y blandos, aromatizados con la raíz de una planta muy común –entre otros lugares– en el área mediterránea y en parte de la Europa atlántica. En inglés, *marshmallows*. [N. del T.]

así como usted debería sentirse. Estar erguido de pie debería resultar la manera más natural de estar parado, ya que libra a la columna de la mayor cantidad posible de presión; las vértebras están alineadas, con lo cual los efectos de la gravedad y del peso de la parte superior del cuerpo se atenúan.

Armar bloques para una columna más fuerte

Del mismo modo que los bloques que usan los niños para construir, la columna será más capaz de sostener la posición erecta si las vértebras se ajustan cada una a la otra. Sólo la curvatura natural debería apartarlas de conformar una columna totalmente recta. Esta posición de equilibrio suprime la tensión mecánica existente en la columna, y por tanto en los hombros, cuello y caderas. Dado que la columna es el eje del cuerpo, cualquier desequilibrio en la alineación de la columna provocará otros desequilibrios en diversos sitios, lo que corrientemente origina dolores crónicos.

Cuando recibo a un cliente que manifiesta tener dolores crónicos de cuello y hombros, lo primero que hago es reparar en sus problemas posturales. Muchos manifiestan que ya desde la primera clase sus dolores se aliviaron. No hay magia alguna en esto. Si se restaura la alineación del cuerpo, este naturalmente se librará de sus dolores.

Estar bien sentado

Una vez que se ha entendido con claridad cuáles son los factores que nos permiten estar de pie *erguidos*, no es difícil lograr una buena alineación al *sentarse*. Se aplican muchas de las mismas reglas:

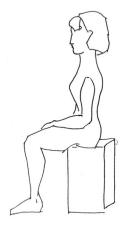

- Imagine que alguien tira de uno de sus cabellos hasta el techo. Ese solo cabello va a estirar su columna, desde las caderas hasta la coronilla.

- Una línea imaginaria debería atravesar la oreja y pasar por la mitad del hombro, hasta llegar a la mitad de la cadera.

- Si es posible colocar las rodillas de modo tal que queden algo por debajo de las caderas, ello ayudará a inclinar las caderas hacia delante e impedirá que el peso recaiga en la baja espalda.

Elección del asiento

Es sumamente difícil mantener una alineación apropiada, si uno está sentado en un sillón o silla mullidos, porque en estas circunstancias es arduo evitar que la columna se flexione ("Regla de Oro Nº 1"); sólo una silla dura puede ofrecer el apoyo necesario.

Tabla para recordar las Reglas de Oro

Nº 1: No flexionar la columna
Independientemente de la actividad que desarrolle, nunca incline la columna desde la cintura.

Nº 2: No ejercer una presión excesiva en las muñecas
La articulación de la muñeca no es muy resistente, y cuando se quiebra, por lo común se trata de una fractura múltiple.

Nº 3: No apartar las piernas de la línea media del cuerpo
Las piernas deben ir adelante o atrás de usted; no les permita moverse hacia los costados del cuerpo.

Nº 4: No torcer la columna
Evite la rotación desde la cintura. Mueva la columna como si fuera una sola pieza.

Nº 5: No sentarse ni permanecer de pie en una mala posición
La postura perfecta, tan difícil de adquirir, no sólo impide toda fractura sino que fortalece y mejora la salud general del organismo.

Repasar, repasar y volver a repasar

Puede parecer que la multitud de consejos de este capítulo es abrumadora. Sin duda, hay mucho para asimilar. Le recomiendo seguir adelante, y leer y releer esta información hasta que se convierta en cosa sabida y sea capaz de aplicar las Cinco Reglas de Oro, así como todas las recomendaciones para mantener una buena alineación. Pero aun cuando piense que todavía no ha captado la totalidad de esta información (vea más abajo la "Lista para la comprensión"), siga adelante con la lectura. Sólo que es conveniente volver a repasar este capítulo con frecuencia, hasta que todo cuanto en él se dice haya sido incorporado.

Tener una postura perfecta no es imposible. Usted *puede* hacerlo, y *lo logrará*. No alcanzará la postura ideal rde la noche a la mañana, pero probablemente comience a sentirse mejor casi de inmediato. Sea amable con su cuerpo y dese tiempo para avanzar de a poco. Avanzar a pasos demasiado largos suele dar como resultado el abandono de la empresa.

Lista para la comprensión

Cuando sienta que los cinco puntos siguientes comienzan a tener sentido para usted, habrá comprendido lo esencial de este capítulo.

- Las Cinco Reglas de Oro para evitar las fracturas.

- La diferencia entre una postura correcta y la postura militar.

- La diferencia entre los hombros del jugador de fútbol americano y los hombros encorvados.

- Un ejercicio alternativo de abdominales para la clase de gimnasia.

- Qué se puede hacer desde hoy mismo para mejorar una espalda superior curvada.

CAPÍTULO 4

La dieta del batido de leche: Nutrición para combatir la osteoporosis

Seguimos avanzando y llegamos a la segunda parte de su plan formado por cuatro partes. El componente más sencillo y placentero de su plan de mejoramiento óseo es, probablemente, la nutrición adecuada para combatir la osteoporosis. Los estudios han demostrado que los programas de ejercicio físico, y también los medicamentos, se vuelven mucho más eficaces para aumentar la densidad ósea cuando se complementan con una dieta saludable, rica en calcio. Recuerde que todos los componentes de un plan contra la osteoporosis –ejercicio físico, medicación, conciencia de la postura y dieta– tienen mayor impacto en forma conjunta que cualquiera de ellos en forma aislada. En otras palabras, la suma es mayor que todas las partes. De hecho, algunos estudios han demostrado que la dieta es totalmente ineficaz en forma aislada, pero, si se combina con un programa de ejercicio físico, la eficacia de este último aumenta en forma significativa.

Dado que este capítulo no trata acerca de hacer dieta para perder peso (de todos modos, la mayor parte de las personas con osteoporosis son bastante delgadas, aun cuando ellas no lo crean), los cambios que se proponen en él están relacionados con incluir comidas deliciosas pero que también tengan una cantidad adecuada de calcio y vitamina D para promover el desarrollo óseo. Por lo tanto, piense que es la "Dieta del batido de leche" y no la "Dieta de la comida para conejos".

Sin embargo, tomar un batido de leche más no siempre es la respuesta. Algunas personas incorporan religiosamente suficiente calcio en su dieta, pero sus cuerpos no lo absorben. Observaremos los factores que pueden estar obstaculizando su capacidad para absorber calcio y analizaremos cómo mejorar la absorción. En ocasiones, el problema es fácil de solucionar; tal vez el suplemento que está tomando no se esté disolviendo: le mostraré un truco para averiguarlo. Una vez que usted sepa con certeza que está absorbiendo el calcio, existen planes alimentarios y algunas recetas excelentes que le ayudarán a potenciar el calcio en su dieta. Pero, en primer lugar, comencemos por establecer cuánto calcio necesita.

Calcio

¿Está usted incorporando suficiente calcio? Según estudios sobre nutrición realizados en Estados Unidos, lo más probable es que no. Esos estudios demostraron que las mujeres caucásicas, hispanas y afronorteamericanas consumen menos de la mitad de la cantidad de calcio sugerida para un desarrollo óseo saludable. Las mujeres asiáticas consumen un 50% más que sus pares occidentales.

Ingesta de calcio recomendada en Estados Unidos

La siguiente tabla incluye todos los grupos etarios porque se cree que la baja ingesta de calcio a lo largo de la vida es la causa de la baja densidad ósea y del alto índice de fracturas que se presentan en las últimas etapas de la vida. La segunda tabla, elaborada por el Instituto Norteamericano de Salud, es muy útil porque establece la diferencia entre cuánto calcio necesita una mujer posmenopáusica que toma estrógenos en comparación con una mujer posmenopáusica que no toma estrógenos.

Edad	Ingesta diaria recomendada
Del nacimiento a los 3 años	400-800 mg, 1-2 tazas de leche
4-10 años	800-1.200 mg, 2-3 tazas de leche
Varones adolescentes y adultos	800-1.200 mg, 2-3 tazas de leche
Mujeres adolescentes y adultas	800-1.200 mg, 2-3 tazas de leche
Mujeres embarazadas	1.200 mg, 3 tazas de leche
Mujeres que amamantan	1.200 mg, 3 tazas de leche

Calcio recomendado para mujeres de más de 50 años

Mujeres de más de 50 años, posmenopáusicas,   1.000 mg/día
que toman estrógenos

Mujeres de más de 50 años, posmenopáusicas,   1.500 mg/día
que no toman estrógenos

*Fuente: Instituto Norteamericano de Salud

¡400 mg de calcio todos los días! ¿O son 800 mg?

Tal vez usted ya haya observado que, en lo que se refiere a vitaminas o minerales, parece haber bastante distancia entre el máximo y el mínimo establecido para la ingesta diaria recomendada. El amplio margen de posibilidades parece casi absurdo. Después de todo, si le preguntara a mi hijo cuántos niños había en la fiesta a la que asistió el fin de semana pasado, no esperaría que dijera: "2 o 22, en realidad no estoy seguro, mamá". En la vida, por lo general, no aplicamos márgenes de posibilidades tan amplios. Entonces, ¿por qué emplearlos aquí, donde nuestro bienestar nutricional está en juego?

Lamentablemente, este amplio margen para las cantidades diarias recomendadas refleja la incertidumbre de la ciencia que regula las vitaminas y minerales. La regulación se vuelve difícil porque los científicos intentan establecer una cifra promedio que sea beneficiosa para la persona promedio. Para el lector de este libro, que probablemente es más activo que la persona promedio, la tolerancia alimentaria podría ser diferente de la de una persona sedentaria.

¿Y una persona con una enfermedad crónica? ¿También necesita pautas alimentarias distintas? Eso es exactamente lo que la Academia Norteamericana de Ciencias está intentando discernir. Esta academia publica regularmente actualizaciones de su listado de cantidades alimentarias recomendadas, con lo cual se espera que este sea cada vez más exacto. En otras palabras, las recomendaciones que usted ve aquí son las mejores que la ciencia tiene para ofrecerle en este momento. Pero no se sorprenda si observa la cantidad que se requiere de cierta vitamina o mineral y ve una gran brecha entre el máximo y el mínimo de lo que se considera la cantidad diaria recomendada. Y no se sorprenda si en el futuro nuevas investigaciones modifican estas recomendaciones en forma significativa.

¡Comer! La forma divertida de incorporar calcio

El calcio no viene sólo en suplementos. Nuestros ancestros cavernícolas seguramente no iban corriendo a la cueva-tienda de vitaminas de la zona para pedirle comprimidos de calcio a su "gurú Neanderthal en materia de suplementos", aunque la imagen resulte interesante. Sin embargo, podemos aprender de nuestros amigos Neanderthal y obtener de la comida los nutrientes que necesitamos. La lista que figura en la página 89 la ayudará a encaminarse en la dirección correcta.

La diferencia entre consumo y absorción

Muchos de mis lectores ya están interesados en la densidad ósea y probablemente se estén esforzando por aumentar su ingesta diaria de calcio con suplementos y cambios alimentarios. Sin embargo, en muchas personas existe una gran diferencia entre lo que digieren y lo que su cuerpo absorbe. Las razones varían. Podría ser que la vitamina que usted está tomando no sea absorbible, o que tal vez no tolere la lactosa. Las investigaciones actuales revelan que incluso puede haber una conexión entre la absorción de calcio y la elevada ingesta de proteínas.

La prueba de la desintegración de las vitaminas

Si su suplemento de calcio no se desintegra, el torrente sanguíneo no absorberá el calcio y no podrá llevarles el suministro de calcio adecuado a los huesos. Eso parece muy evidente, pero... ¿cuántos de nosotros hemos puesto a prueba la desintegración de nuestras vitaminas? Sé que yo nunca lo hice hasta que me enteré de este consejo practiquísimo. Introduzca uno de sus comprimidos de calcio en una taza con $2/3$ de vinagre o agua tibia y agítela de vez en cuando. En 30 minutos el comprimido tendría que haberse desintegrado. Si no se desintegró, tal vez tendría que probar otra marca o un comprimido con un compuesto de calcio, como carbonato de calcio y citrato de calcio juntos. Los suplementos de calcio, por lo general, se absorben con mayor facilidad si se los toma en dosis pequeñas a lo largo del día y con las comidas.

Alimento	Miligramos de calcio
Almendras (57 g)	150
Queso procesado [*American cheese*] (28 g)	174
Brócoli (congelado, ½ taza)	50
Queso Cheddar (28 g)	204
Berzas [variedad de col rizada] (½ taza)	70
Queso *cottage* de bajo contenido graso (1 taza)	154
Helado (¾ taza)	120
Helado de máquina (¾ taza)	205
Helado de leche descremada	132
Leche de bajo contenido graso, descremada o entera (1 taza) Consejo: A menor contenido graso, mayor cantidad de calcio.	275-400
Mozzarella parcialmente descremada (57 g)	300
Jugo de naranja con calcio (1 taza)	400
Ostras crudas (6 ostras)	36
Ricota parcialmente descremada (½ taza)	340
Salmón en lata con espinas (57 g)	120
Camarones (1 taza)	147
Porotos de soja (½ taza)	89
Queso suizo (28 g)	272
Tofu (½ taza)	125

Un estudio reciente de la Universidad de Creighton reveló que sólo 2 de 8 suplementos de carbonato de calcio eran tan absorbibles como el carbonato de calcio común que no se presenta en forma de píldora. Cuando el carbonato de calcio deja de estar en su forma más pura y los procesos de fabricación lo recubren con otras sustancias y le agregan aromatizantes, la cantidad de miligramos de calcio disponible se reduce considerablemente. Verifique sus comprimidos utilizando la prueba de la desintegración para ver si se absorberán o si quedarán enteros en su estómago.

Intolerancia a la lactosa

La intolerancia a la lactosa, o la incapacidad para digerir productos lácteos, afecta aproximadamente a 40 millones de norteamericanos. La incapacidad para descomponer el azúcar de la leche, también llamada "lactosa", les impide absorber el calcio de los productos lácteos que consumen. Según el Instituto Norteamericano de Diabetes y Enfermedades Digestivas y del Riñón [*National Institute of Diabetes and Digestive and Kidney Diseases*, NIDDK], el 75% de los adultos afronorteamericanos y norteamericanos nativos y el 90% de los asiaticonorteamericanos no pueden digerir la lactosa. Dado que a quienes no toleran la lactosa el consumo de productos lácteos les produce gases, retortijones y diarrea, es entendible que se mantengan alejados de cualquier cosa que contenga leche. Sin embargo, aun si consumieran lácteos, no podrían absorber el calcio allí presente. Esto los coloca en una posición de alto riesgo de llegar a padecer de osteoporosis.

Algunas personas que no toleran la lactosa pueden admitir algunos lácteos divididos en pequeñas porciones a lo largo del día, mientras que otras presentan síntomas incluso ante la mínima cantidad de leche (o suero) que se encuentra en el pan lácteo. Sin embargo, existen alternativas. En primer lugar, hay lácteos que contienen lactasa, la enzima necesaria para digerir los lácteos. Esta lactasa incorporada puede hacer que los lácteos sean totalmente digeribles para quienes de otro modo sufrirían retortijones y tal vez llegarían a vomitar debido a su incapacidad para descomponer la lactosa (el azúcar de la leche) presente en los lácteos. El yogur con cultivos activos también es una opción para algunas personas que no toleran la lactosa.

Por supuesto, hay otras posibilidades que no implican tomar leche ni consumir lácteos. Remítase al listado previo (página 89) para identificar las comidas ricas en calcio.

Las proteínas y una buena alimentación asociadas a una mejora de la absorción del calcio y de la densidad ósea

Probablemente no cause gran sorpresa el hecho de que incluso la densidad ósea mejora con una dieta saludable y equilibrada. Investigaciones recientes de la Universidad Tufts publicadas en el *American Journal of Clinical Nutrition*, revelaron que tomar suplementos de calcio y de vitamina D y alimentarse en forma equilibrada, como también mantener una ingesta de proteínas *moderadamente* alta, aumenta la densidad ósea. Los participantes que tomaron placebos, en lugar de suplementos de calcio y de vitamina D, presentaron pérdida ósea a pesar de la ingesta de proteínas. Otro estudio de la Universidad Tufts determinó que los hombres que seguían una dieta equilibrada, rica en frutas, verduras y cereales, tenían mayor densidad ósea que los que no se alimentaban en forma apropiada.

Suplementos que pueden favorecer la absorción

Vitamina D

Puede haber muchos suplementos que favorezcan la absorción del calcio, pero la vitamina D se considera el más necesario. La hormona calcitriol, también llamada "vitamina D activa", no puede formarse sin la suficiente cantidad de vitamina D. La insuficiencia de calcitriol, a su vez, hace que la absorción del calcio de los alimentos que comemos sea insuficiente. Cuando el organismo no absorbe suficiente calcio de la comida, alegremente toma lo que necesita de nuestros huesos. Esto debilita el esqueleto de dos maneras: no sólo se está sustrayendo el calcio de los huesos, sino que también se evita la nueva formación de hueso.

Hay dos formas de obtener vitamina D: a través de la piel –mediante la exposición al sol— y de la comida que ingerimos. La vitamina D se forma naturalmente en el cuerpo luego de estar expuesto al sol. Si usted vive en un lugar soleado, como California del Sur, y pasa aunque sea una moderada cantidad de tiempo al aire libre, nada más yendo de una tienda a su automóvil, probablemente no tenga que preocuparse por su ingesta de vitamina D. Sólo se necesitan 15 minutos de sol por día para que su cuerpo produzca y almacene la vitamina D que necesita. Si usted piensa que no puede pasar ese tiempo afuera todos los días, o si donde vive siempre está nublado y los días de invierno son muy cortos, entonces tendrá que consi-derar la posibilidad de tomar un suplemento. La ingesta diaria de vitamina D recomendada es de 400 a 800 Unidades Internacionales (UI). La vitami-na D no se disuelve en el agua (su cuerpo no se liberará del exceso a través de la orina); por lo tanto, no exagere la medida. La sobredosis de vitamina D puede ser perjudicial.

Comidas con alto contenido de vitamina D

Queso	Manteca	Margarina
Crema	Leche fortificada	Pescado al aceite
Ostras	Cereales fortificados	Huevos

Zinc

El zinc es un oligoelemento que participa en el crecimiento y la divi-sión celular: es importante para aumentar la densidad en los lugares donde estamos tratando de alentar a los osteoblastos a que depositen nuevas célu-las óseas para acrecentar la densidad ósea.

Comidas con alto contenido de zinc

Carne de vaca	Cerdo	Cordero
Carne de ave	Maní	Mantequilla de maní
Legumbres		

Manganeso

Los suplementos de manganeso contribuyen al crecimiento apropia-do y a la salud. Aunque nunca se ha detectado falta de manganeso en seres humanos, en los animales con deficiencia de manganeso la formación de huesos y cartílagos es inadecuada. La deficiencia de manganeso también puede tener influencia en los problemas de crecimiento.

Comidas con alto contenido de manganeso

Granos enteros	Productos a base de cereales	Lechuga
Porotos secos	Arvejas	

Vitamina K

Últimamente, la vitamina K ha tenido buena prensa debido a que se utiliza para aumentar la densidad ósea. Los estudios han demostrado que colabora en cuanto a mantener los huesos fuertes, debido a la proteína que produce: la osteocalcina. La osteocalcina contribuye a remodelar los huesos, con lo cual se convierte en una ayuda para aumentar o mantener la densidad ósea. Un estudio realizado por la Universidad de Maastricht, Holanda, determinó que dosis elevadas de vitamina K reducían de manera significativa la pérdida ósea en mujeres menopáusicas. Tanto el estudio cardíaco de Framingham como el Estudio de la Salud de las Enfermeras [*Nurses' Health Study, NHS*] establecieron una relación entre la elevada ingesta de vitamina K y la merma en el riesgo de fractura de cadera. Es sorprendente que la ingesta promedio de vitamina K por parte de los norteamericanos se encuentre en el extremo inferior de la escala.

Comidas con alto contenido de vitamina K

Repollo	Coliflor	Espinaca
Brócoli	Aceite de soja	Cereales
Porotos de soja	Aceite de colza	Lentejas
Verduras de hoja verde		

Nota: El tracto gastrointestinal también produce vitamina K.

Magnesio

Más de la mitad del magnesio del cuerpo se encuentra en los huesos, donde es esencial para el metabolismo óseo. El magnesio también influye directamente en la función de las células óseas. No se han realizado suficientes estudios sobre el magnesio para probar su valor en la prevención de la pérdida ósea o en el mejoramiento de la densidad ósea; sin embargo, en general, se lo considera un nutriente necesario para la salud ósea.

Comidas con alto contenido de magnesio

Palta	Espinaca	Brócoli
Papa	Banana	Kiwi
Chocolate	Nueces	Semillas
Arvejas	Porotos	Granos de cereal

Potasio

Algunos estudios, como el estudio cardíaco de Framingham, descubrieron que el uso del magnesio y del potasio en forma conjunta produce un efecto positivo en la densidad ósea. La combinación de estos dos suplementos evita que la sangre se acidifique. Este efecto es beneficioso porque los niveles elevados de ácido en la sangre dan lugar a una mayor pérdida de células óseas a través de la reabsorción, dado que el calcio se filtra.

Comidas con alto contenido de potasio

Alcachofa (alcaucil)	Espinaca	Papa
Banana	Calabaza	Tomate
Carne	Pescado	Langosta
Leche	Yogur	Lentejas
Jugo de naranja	Brócoli	Cantalupo (variedad de melón)

Recetas fáciles para aumentar la ingesta de calcio

¿Tiene problemas para incorporar suficiente calcio en sus comidas? Aquí incluyo algunas recetas familiares que encontré en mi cocina y que pueden darle algunas ideas sobre cómo incorporar comidas y bebidas con mayor nivel de calcio en su alimentación cotidiana. A continuación de las recetas, hay algunas ideas sencillas que puede introducir en su alimentación para aumentar aún más la ingesta de calcio. La mayoría de las recetas son relativamente rápidas y fáciles, de modo que no le llevará mucho tiempo hacer el intento de aplicar estas nuevas ideas.

Aperitivos y ensaladas

Queso frito

230 g de queso Jarlsberg, rallado
1/3 taza de margarina
1 cucharadita de mostaza preparada
2 yemas de huevo

1 pizca de sal
2 huevos
¼ cucharadita de pimienta
1 taza de pan rallado
1 taza de harina
aceite vegetal
2 tazas de leche descremada

En una olla mediana, a fuego medio, coloque la mostaza, sal, pimienta y ⅓ de taza de margarina. Mezcle bien. Agregue la leche y cocine hasta que espese. Añada el queso, revolviendo hasta que se disuelvan los grumos. En otro bol, bata las 2 yemas. Agregue 2 cucharadas de la mezcla con queso caliente a las yemas. Revuelva y luego viértala en la mezcla del queso. Enfríela en la heladera entre 4 y 8 horas.

En un plato playo, bata los 2 huevos restantes. Coloque 1 taza de harina y 1 taza de pan rallado en otros dos platos playos. Tome la mezcla refrigerada y forme pequeñas croquetas de queso, con un espesor aproximado de 1 cm. Pase las croquetas por la harina y luego por el huevo. Por último, páselas por el pan rallado. Enfríelas en la heladera alrededor de una hora más. Antes de servirlas, fríalas en aceite a fuego medio hasta que se tuesten levemente en ambos lados. Sírvalas con salsa para tallarines, salsa picante o guacamole.

Bola de salmón de mamá

230 g de queso crema (utilice Neufchatel, para consumir menos materia grasa)
1 cucharada de cebolla picada
2 cucharadas de rábano picante
1 pizca de salsa Tabasco
2 latas de salmón (140 g c/u) o 2 latas de camarones (130 g c/u)

Para la salsa:
1 cucharadita de rábano picante
jugo de ½ limón
1 pizca de salsa Worcestershire
140 g de salsa de chile

Mezcle el queso crema, la cebolla picada, las 2 cucharadas de rábano picante y la salsa Tabasco con el salmón o los camarones. Forme una bola grande y guárdela en la heladera.

Mezcle la salsa de chile, el jugo de limón, la salsa Worcestershire y la restante cucharadita de rábano picante. Vierta la salsa sobre la bola de salmón. Manténgala en la heladera hasta que esté lista para servir. Acompáñela con galletas saladas.

Salsa de yogur y queso

230 g de Neufchatel (de bajo contenido graso)
½ taza de yogur descremado natural
⅛ cucharadita de eneldo
verduras preferidas para mojar en la salsa
¼ cucharadita de sal

Mezcle el queso, el yogur, la sal y el eneldo hasta que no queden grumos y enfríe la salsa hasta el momento de llevarla a la mesa.

Ensalada de repollo y brócoli

450 g de mezcla de ensalada de repollo y brócoli
1 taza de azúcar
½ taza de vinagre de manzana
¼ taza de agua
½ cucharadita de mostaza en polvo
½ cucharadita de semillas de apio

Distribuya la ensalada de repollo y brócoli en un bol grande. Mezcle el azúcar, el vinagre, el agua, la mostaza y las semillas de apio en una cacerola pequeña. Hiérvalos a fuego fuerte. Deje que la mezcla siga hirviendo y remuévala constantemente. Sáquela del fuego cuando el azúcar se haya disuelto. Vierta la mezcla caliente sobre la ensalada de repollo y brócoli. Guarde en la heladera hasta que esté bien fría, revolviéndola ocasionalmente.

Ensalada griega fácil

2 pepinos medianos, pelados y cortados en rodajas
2 tomates grandes, cortados en trozos

170 g (1 lata) de aceitunas griegas, escurridas
60 g (1 lata) de filetes de anchoas escurridos (opcional, pero tiene
alto contenido de calcio)
2 cebollas de verdeo, cortadas en trozos
2 cucharadas de alcaparras
14 g de queso griego ("feta") con hierbas y ajo, desmenuzado
aceite de oliva y vinagre balsámico
1 cucharadita de hojas de orégano
sal y pimienta, a gusto

Mezcle bien todos los ingredientes y... ¡buen provecho!

Desayuno

Quiche de queso suizo y brócoli

1 tapa de masa
½ cucharada de manteca
110 g de queso suizo, rallado
4 huevos
2 tazas de crema doble
450 g (1 bolsa) de flores de brócoli congelado
1 pizca de sal

Bata los huevos con la crema y la sal. Revuelva y vaya incorporando el queso. Vierta la mezcla en la tapa de masa ya preparada en una tartera de 23 cm. Agregue las flores de brócoli. Hornee durante 15 minutos a 215 grados. Baje la temperatura del horno a 160 grados y deje la preparación allí durante otros 35 minutos.

Huevos revueltos y camarones

4 huevos
⅛ taza de leche
130 g (1 lata) de camarones, escurridos
¼ cucharadita de mostaza preparada

Bata los huevos con la leche y la mostaza. Agregue los camarones. Aplique rocío antiadherente de cocina en una sartén y cueza la mezcla a fuego medio. Sirva con *bagels* (roscas de pan) o tostadas. Salpimiente a gusto.

Platos principales

Ensalada de pasta y salmón

450 g (1 lata) de salmón, escurrido
340 g de pasta a elección
450 g de flores de brócoli
2 pimientos, 1 rojo y 1 amarillo, cortados en trozos
2 tazas de edamame (porotos de soja verde)
Aliño italiano descremado o con bajo contenido graso

Cocine la pasta, el brócoli y la soja edamame. Mezcle todos los ingredientes, excepto el aliño para ensalada. Enfríe en la heladera durante 2 horas. Agregue aliño a gusto.

Tacos de pescado

340 g de salmón fresco
35 g (1 paquete) de condimento para tacos
½ cabeza de lechuga romana, cortada en en trozos
3 tomates grandes, cortados
230 g (1 paquete) de queso rallado, estilo mexicano
12 bases para tacos
Salsa picante
crema agria

Espolvoree el condimento para tacos sobre el salmón. Hornee en una fuente para horno de 23 x 33 cm, a 180 grados durante 12 o 15 minutos o hasta que el pescado tome un color rosa pálido y parezca hojaldrado. (Si tiene poco tiempo, puede ponerlo en una bolsa plástica con un poco de aceite de oliva y cocinarlo en el horno de microondas durante 4 o 5 minutos. Asegúrese de dejar una pequeña abertura en la bolsa para que salga el aire caliente). Ponga el resto de los ingredientes en boles separados y... ¡llame a todos a la mesa! Para armar las capas del taco, primero ponga el salmón al pie de la base; siga con la lechuga, el tomate, el queso, las aceitunas, la salsa picante y la crema agria.

Pizza fácil

1 prepizza
410 g (1 lata) de salsa para pizza
150 g de carne de vaca magra, picada, dorada y escurrida
60 g (1 lata) de anchoas, escurridas (opcionales, pero ricas en calcio)
230 g de mozzarella parcialmente descremada, rallada
1 tomate grande, cortado en rodajas muy finas

Esparza la salsa sobre la pizza. Agregue encima la carne picada y las anchoas. Espolvore el queso y coloque encima las rodajas de tomate. Hornee a 230 grados durante 8-10 minutos.

Camarones dulces y agrios

680 g de camarones medianos cocidos, desvenados
1 taza de arroz de grano largo
1140 g de ananá en trozos (2 latas de 570 g c/u)
2 pimientos, 1 rojo y 1 amarillo, cortados en trozos
1 cucharada de fécula de maíz
1 diente de ajo, molido
½ cucharadita de jengibre

Cocine el arroz según las instrucciones que figuran en el paquete. Vierta el ananá en trozos en una sartén grande. Reserve ½ taza del jugo de ananá. Agregue la fécula de maíz en el jugo que reservó y mezcle hasta que desaparezcan todos los grumos. Agregue los pimientos y los camarones en la sartén y haga hervir. Agregue la mezcla de la fécula y el jugo en la sartén. Hierva a fuego lento hasta que espese. Sírvalos sobre el arroz.

Empanadas de Mary

Para el relleno:
1130 g de queso de granja

4 papas pequeñas, pisadas
230 g de queso Cheddar, rallado

Mezcle, cubra y guarde en la heladera durante una noche.

Para la masa:
230 g de queso agrio
3 tazas de harina
3 huevos grandes
¼ taza de manteca (½ pan), derretida

Mezcle los ingredientes de la masa hasta que resulte homogénea y elástica. Tome una mitad de la masa por vez y estírela sobre una superficie enharinada hasta que quede del grosor que se utiliza para los ravioles. Córtela en cuadrados que abarquen aproximadamente el ancho de su mano. Ponga 2 o 3 cucharadas de relleno en cada cuadrado. Doble el cuadrado para formar un triángulo y presione para sellarlo. A medida que los vaya preparándo, cúbralos con un repasador húmedo con el fin de que no se sequen. Coloque entre 5 y 6 empanadas por vez en una olla grande con agua hirviendo. Hiérvalas hasta que floten. Distribúyalas en una fuente y déjelas enfriar. Los niños de mi familia las prefieren cubiertas con salsa de tomate; los adultos, con cebolla frita y queso agrio.

Con esta receta salen varias docenas. Las que no vaya a comer en ese momento, guárdelas en el congelador, sin hervir. Cuando vaya a comerlas, sólo introdúzcalas en una olla de agua hirviendo.

Fideos codito horneados y queso con tofu

450 g (1 paquete) de fideos codito
510 g (1 paquete) de tofu firme
1 cucharadita de sal
3 cucharadas de manteca
1 cebolla pequeña, picada
2 cucharadas de harina
½ cucharadita de mostaza en polvo
¼ cucharadita de pimienta
3 tazas de leche descremada
4 tazas de queso Cheddar rallado

Precaliente el horno a 180 grados. Cueza los fideos de acuerdo con las instrucciones que figuran en el paquete y escúrralos. Mezcle el tofu desmenuzado con la pasta. Derrita 3 cucharadas de manteca en una cacerola mediana, a fuego medio. Rehogue la cebolla picada en la cacerola. Agregue allí la harina, la mostaza, la pimienta y la sal. Revuelva hasta que no queden grumos. Agregue la leche y revuelva hasta que la preparación espese. Saque la cacerola del fuego y agregue el queso Cheddar. Coloque los fideos y el tofu en una fuente para horno de 23 x 33 cm. Cubra la pasta con la mezcla de queso. Hornee durante 20 minutos.

Bebidas

Vainilla caliente

Me gusta el chocolate, ¡pero me encanta la vainilla! Si desea una deliciosa bebida caliente, pruebe esta receta en lugar de tomar chocolate caliente.

1 ½ taza de leche descremada
¼ cucharadita de extracto de vainilla
1 ½ cucharada de azúcar

Vierta todos los ingredientes en su jarro preferido para microondas y caliente durante 1 minuto o hasta alcanzar la temperatura deseada. Revuelva hasta que se disuelva el azúcar. ¡Disfrútelo!

Batidos de leche

1 taza de leche descremada
½ taza de fruta fresca para acompañar el sabor de helado elegido (cerezas para el chocolate, bananas para la frutilla, etc.)
1 taza de su helado preferido

Ponga todos los ingredientes en una licuadora y licue hasta que la preparación quede homogénea. Vierta en un vaso alto y... ¡listo!

Refresco de *root beer** y helado

350 cm³ (1 botella) o lata de su *root beer* preferida
1 bocha de helado de vainilla

Una los ingredientes y disfrute una delicia helada con alto contenido de calcio. Puede utilizar *root beer* dietética y yogur helado, para consumir
menos calorías.

Ponche de leche y huevo

3 huevos, separados
¼ taza de azúcar
1 ½ taza de leche
nuez moscada molida
¼ taza de crema doble

En un bol grande, bata las yemas de huevo y el azúcar con una mezcladora. Siga batiendo 15 minutos más o hasta que la mezcla espese y tome
el color del limón. Asegúrese de raspar el bol para mezclar bien.

Póngala a enfriar. Antes de servir, una la mezcla de las yemas, la leche y ⅓ de cucharadita de nuez moscada. En otro bol, bata las claras a punto de nieve. En un bol pequeño, nuevamente con la mezcladora, bata la
crema doble hasta que quede montada. Incorpore las claras y la crema a la
mezcla de las yemas con un movimiento suave, sólo hasta que se una todo.
Sírvalo rociado con una pizca de nuez moscada.

Con esta receta salen unas cinco porciones.

Postres

***Banana split* de Regina**

Para la masa:
¾ taza de margarina, ablandada
3 tazas de galletas integrales desmenuzadas

---

* Bebida dulce gasificada, no alcohólica, hecha a base de varias raíces y hierbas, común en
Estados Unidos y Canadá. (N. del T.)

Para la cobertura:
1 taza de margarina, ablandada
2 tazas de azúcar impalpable
1 cucharadita de extracto de vainilla
2 tazas de crema doble
6 o 7 bananas
2 huevos
1 lata grande de pulpa de ananá triturada y su jugo
almendras cortadas en trozos (ricas en calcio)
cerezas al marrasquino

Mezcle los ¾ de taza de margarina y las migas de galletas integrales desmenuzadas. Presione de manera uniforme sobre una bandeja de horno. Hornee a 180 grados hasta que la preparación se tueste (10-15 minutos). Deje que se enfríe bien.

Bata la taza de margarina restante, el azúcar y la vainilla, con una mezcladora a velocidad media durante 20 minutos. Esparza la preparación sobre la masa. Corte las bananas a lo largo (tres rebanadas por banana). Sumérjalas en jugo de limón y colóquelas sobre la mezcla preparada anteriormente. Escurra el ananá y póngalo sobre las bananas. Bata la crema doble a alta velocidad hasta obtener una crema batida. Esparza la crema batida sobre las bananas y el ananá. Rocíe con las almendras. Al momento de servir, coloque las cerezas.

Más ideas para incorporar mucho calcio en las comidas

Pruebe estas ideas para agregar disimuladamente más calcio en su dieta:

- Ananá en trozos con queso *cottage* para el almuerzo.
- Avena con leche en lugar de agua.
- Pan casero hecho con leche en lugar de agua.
- Jugo de naranja fortificado con calcio.
- Brócoli con salsa de crema agria.
- Cocine y sirva la edamame (los porotos de soja que pueden encontrar en la sección de comidas congeladas del supermercado) en la vaina. Es divertido arrojarlas y atraparlas con la boca: a mi hijo le

encanta comerlas así. O sírvalas peladas para acompañar la entrada de una cena.

- *Bagels* [roscas de pan] con salmón ahumado y queso crema. (El salmón ahumado y curado es muy común en Nueva York. Puede conseguirse en casi todas las cadenas de tiendas donde se venden *bagels*, a lo largo de Estados Unidos o en casi todos los supermercados. Cuando mi madre lo sirve, lo acompaña con tomates frescos, lechuga, cebolla y alcaparras. ¡Riquísimo! Si nunca oyó hablar del salmón ahumado, no se preocupe. Me crié en un pueblo muy pequeño y tenía amigos que ni siquiera habían oído hablar de los *bagels*).

- Agregue tofu en su salsa para espagueti, lasaña o berenjena a la parmesana. Como el tofu es insípido, toma el sabor de la preparación a la cual se agrega. Lo puede incluir disimuladamente casi en cualquier comida para aumentar el contenido de calcio.

- Leche en polvo en la sopa o en los guisos.

- Almendras o semillas de sésamo o de girasol esparcidas en todas sus ensaladas.

- Sardinas en *bagels* o sándwiches. ¡Pruébelas! Es muy posible que le gusten y son una gran fuente de calcio.

- Yogur natural descremado con su fruta preferida. Obtendrá mucho calcio y evitará el contenido azucarado de todos los yogures que ya tienen la fruta incorporada.

- *Pretzels* envueltos en su queso preferido.

Ejemplos de menús para una mayor ingesta de calcio

	Menú 1	Menú 2	Menú 3
Desayuno	Copos de avena con leche. Jugo de naranja con calcio.	*Bagel* con salmón ahumado y queso crema. Jugo de naranja con calcio.	Huevos revueltos y camarones. Jugo de naranja con calcio.
Almuerzo	Queso *cottage* con ananá en trozos. 240 cm³ de leche	Sándwich de queso a la parrilla. 240 cm³ de leche	Berenjenas y tofu del restaurante chino de su zona.
Cena	Tacos de pescado con salmón.	Pizza fácil con anchoas.	Ensalada de pasta y salmón con brócoli.
Refrigerios	Vainilla caliente o chocolate caliente preparado con leche.	Yogur helado.	*Pretzels* envueltos en fetas de su queso preferido.

Coma bien y consulte a su médico

Allí están. Estas ideas para agregarle calcio y otros suplementos importantes a su dieta deberían ayudarle a mejorar la salud de sus huesos. Por supuesto, convendría que hablase con su médico antes de hacer algún cambio en su dieta. En especial, consúltelo con respecto al agregado de suplementos, porque siempre existe la posibilidad de que generen una reacción adversa en su organismo o con alguna medicación que usted esté tomando. Recuerde: natural no siempre significa seguro.

CAPÍTULO 5

Todo eso que dijo el médico: La medicación para aumentar la densidad ósea, explicada en términos sencillos

La evaluación médica integral de todas las mujeres perimenopáusicas debería incluir una revisión para el diagnóstico precoz de la osteoporosis a través de un escaneo de la densidad mineral ósea y un rastreo exhaustivo en su historia clínica. Los pilares de la prevención de la osteoporosis son la dedicación a un programa de ejercicio físico apropiado y la adecuada incorporación de suplementos de calcio.

Existen tratamientos adicionales disponibles para las mujeres que sufren de osteopenia o de osteoporosis manifiesta. A medida que el péndulo se aleja nuevamente del uso habitual de la terapia de reemplazo hormonal como forma de prevención y tratamiento de la osteoporosis, los medicamentos alternativos ganan el primer plano. Los más destacados entre ellos son los bifosfonatos, a saber, el alendronato (marca Fosamax) y el risedronato (marca Actonel).

–Dra. Kathleen Bundy-Anderson, de Santa Clarita, California.

¡Seguimos a toda marcha! Llegamos a la tercera de las cuatro partes del plan para combatir la osteoporosis: la medicación. Es probable que muchos de los lectores ya estén tomando algún medicamento contra la osteoporosis, recomendado por su médico. ¡Magnífico! Pueden leer este capítulo para averiguar exactamente por qué les hace bien. A los que estén considerando la posibilidad de tomarlos, la información que se incluye a continuación les ofrecerá un panorama sobre los medicamentos disponibles. Luego, pueden hablar con su médico, acerca del que sea mejor en su caso.

Existen varios medicamentos aprobados por la Administración de Alimentos y Medicamentos de Estados Unidos [*Food and Drug Administration*] (FDA) para el tratamiento de la pérdida ósea. Algunos son más apropiados para una persona que sufre de pérdida ósea debido a los cambios hormonales y el envejecimiento. Otros son más apropiados para los casos de pérdida ósea generada por ciertos medicamentos. Para comenzar, veamos qué es lo que hay disponible para tratar la osteoporosis. Los diagramas que se incluyen a continuación describen las diferentes clases de medicamentos que se utilizan para el tratamiento de la osteoporosis y el objetivo que espera alcanzarse con ellos. Una advertencia muy importante es que esta información *de ninguna manera* reemplaza las indicaciones de su médico. En otras palabras, no le exija al médico que lo medique. Analice estos datos con él, a fin de encontrar la mejor solución para usted. Yo compilé estos datos sólo para que usted ahorre tiempo en la investigación del tema, buscando referencias sobre los tipos de medicación disponible. No le estoy aconsejando ni tampoco sugiriendo qué medicación debería tomar para tratar la osteoporosis. ¡Consulte a su médico!

Medicamentos habituales para tratar la osteoporosis

Los cuatro diagramas siguientes le ofrecerán una perspectiva general de las cuatro clases de medicamentos más habituales que se emplean actualmente para el tratamiento de la osteoporosis.

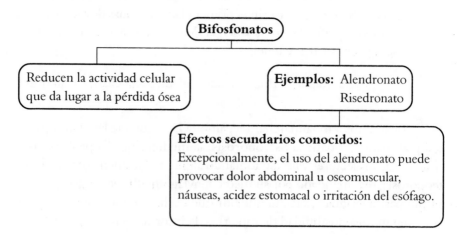

Más información sobre los bifosfonatos

Se ha demostrado que tanto el alendronato (marca Fosamax) como el risedronato (marca Actonel) retardan o detienen la pérdida ósea, aumentan la densidad ósea de la cadera y la columna y reducen el riesgo de fractura en general. Originalmente, el alendronato se aprobó para tratar la osteoporosis secundaria provocada por los tratamientos con glucocorticoides, que se emplean en los casos de dolencias inflamatorias como la artritis reumatoidea (para ver un listado de las enfermedades que se tratan con glucocorticoides, remítase a la página 27).

Recientemente se aprobó el uso del alendronato para todas las formas de osteoporosis y los resultados obtenidos fueron muy buenos. En un estudio que llevó seis meses en el que se comparó el alendronato con el risedronato, el primero fue más eficaz para detener la pérdida ósea. Con el alendronato, se registró un aumento del 150% de la densidad mineral del hueso de la cadera, como también un aumento del 50% de la densidad mineral ósea de la columna lumbar, en comparación con el risedronato. Otro estudio estableció que el riesgo de fractura de columna se reducía casi un 50% con el alendronato. También se ha probado que el alendronato es más rápido, más eficaz y presenta un índice de abandono más bajo que el del risedronato, dado que puede tomarse una vez a la semana, en lugar de todos los días.

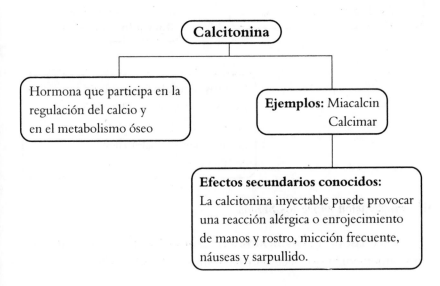

Calcitonina

Hormona que participa en la regulación del calcio y en el metabolismo óseo

Ejemplos: Miacalcin Calcimar

Efectos secundarios conocidos: La calcitonina inyectable puede provocar una reacción alérgica o enrojecimiento de manos y rostro, micción frecuente, náuseas y sarpullido.

Más información sobre la calcitonina

Se ha demostrado que esta hormona no sexual retarda la pérdida ósea y aumenta la densidad ósea de la columna. Algunos datos anecdóticos indican que, en muchos pacientes, la calcitonina también alivió el dolor provocado por fracturas. La calcitonina puede hacer disminuir tanto las fracturas de columna como las de cadera. Los resultados de los estudios sobre riesgo de fractura todavía no están disponibles. Además de su presentación en forma inyectable, existe también un aerosol nasal. El único efecto secundario informado con respecto al aerosol de calcitonina fue goteo de la nariz. Los estudios han demostrado que la calcitonina es menos eficaz que la terapia de reemplazo de estrógenos o el alendronato, para retardar la pérdida ósea, aumentar la densidad ósea y reducir el riesgo de fractura. También es más costosa que los estrógenos.

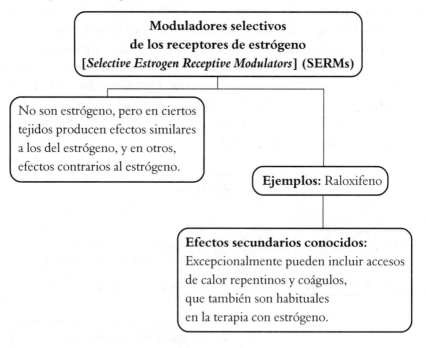

Moduladores selectivos de los receptores de estrógeno [Selective Estrogen Receptive Modulators] (SERMs)

No son estrógeno, pero en ciertos tejidos producen efectos similares a los del estrógeno, y en otros, efectos contrarios al estrógeno.

Ejemplos: Raloxifeno

Efectos secundarios conocidos: Excepcionalmente pueden incluir accesos de calor repentinos y coágulos, que también son habituales en la terapia con estrógeno.

Más información sobre los SERMs

Esta clase de medicamentos, en ocasiones llamados "estrógenos de diseño", interactúan con receptores de estrógenos en las células de los huesos, las mamas y el corazón. Tales receptores les permiten a las células vincularse con las moléculas de estrógeno, con lo cual generan en las células actividades similares a las del estrógeno. Esto puede ser muy beneficioso en las células óseas, dado que se cree que el estrógeno juega un papel fundamental en el constante proceso de descomposición y reconstrucción de las células óseas. Actualmente se están realizando estudios para lograr que los SERMs reaccionen sólo ante ciertos receptores de estrógeno –como en los huesos, para aumentar la densidad ósea– y no ante los receptores de estrógeno de las mamas y del corazón, donde el estrógeno se vincula con el cáncer de mama y las cardiopatías.

El tamoxifeno, un SERM aprobado dos décadas atrás, se utilizaba como tratamiento para el cáncer de mama. Lamentablemente, se descubrió que, si bien esta droga combatía el cáncer de mama, aumentaba el riesgo de sufrir cáncer de endometrio y coágulos graves. Por otro lado, el raloxifeno no acrecienta el riesgo de desarrollar un cáncer de endometrio y se lo está investigando como medio de prevención del cáncer de mama.

El *cohosh* negro (*Cimicifuga racemosa*) como SERM

El *cohosh* negro es un fitoestrógeno popular (a veces llamado "planta estrógeno") que se utiliza para tratar los síntomas menopáusicos. Los investigadores han determinado que también puede ser un SERM. Además de ser beneficioso para el tratamiento de los síntomas menopáusicos –como los sofocos o accesos de calor repentinos y la sequedad vaginal– los investigadores observaron que el *cohosh* negro parecía activar los osteoblastos, las células del hueso que generan más hueso. Si bien el *cohosh* negro es en la actualidad un suplemento que puede comprarse sin receta, no dé por sentado que es el remedio adecuado para usted. Se ha demostrado que los fitoestrógenos tienen los mismos efectos que el estrógeno en los tejidos del cuerpo. Esto podría significar que, al tomar un fitoestrógeno, usted esté aumentando el riesgo de desarrollar cáncer de mama. Hable con su médico, incluso sobre los suplementos "naturales" que pueden comprarse sin receta.

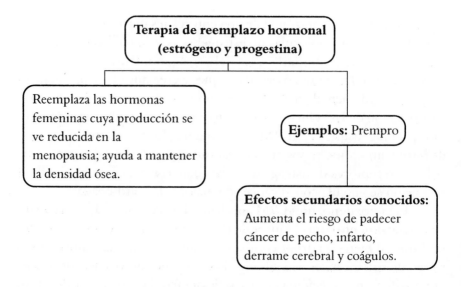

Más información sobre la Terapia de Reemplazo Hormonal [*Hormone Replacement Therapy*] (HRT)

En julio de 2002, la Iniciativa para la Salud de las Mujeres [*Women's Health Initiative*] (WHI), un estudio que involucró a 16.608 mujeres que tomaron estrógeno y progestina o un placebo, por un período de cinco años, indicó que, en muchos casos, los riesgos de la terapia de reemplazo hormonal superaban ampliamente a los beneficios (que comprendían una reducción del riesgo de fractura de cadera y cáncer colorrectal). El estudio se inició para investigar los beneficios del estrógeno para el corazón y para la disminución de las fracturas de cadera en mujeres menopáusicas. Comúnmente se creía que el estrógeno reducía el riesgo de padecer cardiopatías. Sin embargo, los científicos descubrieron que, en realidad, el estrógeno es perjudicial para el corazón. Teniendo en cuenta el aumento en los riesgos, no sólo de infarto, sino también de cáncer de mama, derrame cerebral y coágulos, los científicos interrumpieron el estudio en forma abrupta (tres años antes de la fecha prevista para su finalización, que era 2005). La terapia que combinaba estrógenos y progestina, empleada en mujeres que tenían útero, presentó los siguientes riesgos y beneficios:

- aumento del 41% en derrames cerebrales,
- aumento del 29% en infartos,

- aumento del 100% en coágulos en piernas y pulmones,
- disminución del 37% en cáncer colorrectal,
- disminución del 34% en fracturas de cadera,
- disminución del 24% en fracturas en general.

Un estudio que está realizando actualmente la WHI evaluará en esta ocasión los riesgos y beneficios de la terapia basada sólo en el estrógeno.

El aumento del riesgo es reducido

Si bien los científicos a cargo de la WHI, apropiada y prudentemente estuvieron de acuerdo en que se interrumpiera el estudio debido al aumento de los factores de riesgo, también observaron con rapidez que los aumentos eran reducidos. Por ejemplo, entre 10.000 mujeres, hubo sólo 8 casos más de derrame cerebral (que es un aumento del 41% con respecto a lo que se determinó en el grupo que tomaba el placebo), 7 casos más de infarto, 18 casos más de coágulos y 8 casos más de cáncer de mama. Aun así, es un aumento notable, en especial si usted es una de las 8 personas más que desarrollaron cáncer de mama. Sin embargo, algunas mujeres, si se considera que su riesgo de sufrir estas enfermedades es bajo, pueden optar por consultar a su médico sobre la posibilidad de mantener un régimen de hormonas.

Terapia de reemplazo hormonal: la mayoría de las mujeres siempre la rechazaron

Hasta ahora, la HRT se recomendaba fervientemente para tratar los sofocos, fortalecer la densidad ósea, mantener la elasticidad de la piel y otros aspectos de la menopausia. Sin embargo, nunca fue muy popular entre las mujeres. Luego de que se publicaran los resultados de la WHI, aún más mujeres comenzaron a buscar tratamientos alternativos —como, por ejemplo, hacer ejercicios físicos— para aliviar sus síntomas menopáusicos. Incluso antes de que se publicaran las conclusiones del estudio, sólo un tercio de las mujeres premenopáusicas y menopáusicas optaban por el HRT. Los dos tercios restantes tenían sus reservas sobre los beneficios del HRT y temían que aumentara el riesgo de desarrollar cáncer de mama. Estas mujeres decidían, incluso en aquel momento, que los efectos secundarios del HRT eran demasiado adversos. También les parecía que atender la menopausia con medicamentos era como considerarla una enfermedad. La menopausia es una transición normal en la vida de una mujer, y estimaban que podía tratarse con alternativas más "naturales". Para mayor información sobre este tema, vea el Capítulo 2.

Su propio estrógeno luego de la menopausia: ¡Un poco de grasa extra puede ser buena!

Después de la menopausia, aunque los niveles de una forma de estrógeno –el estradiol– descienden, otra forma de estrógeno –la estrona– se sigue produciendo. La producción de estrona tiene lugar principalmente en el tejido adiposo, con la ayuda de las glándulas suprarrenales. Aunque esta forma de estrógeno es más débil que el estradiol que producen sus ovarios, aumenta con la edad y con la cantidad de tejido adiposo. Esa pequeña cantidad de grasa extra que puede haber incorporado al llegar a la menopausia le está ayudando a su cuerpo a producir su propio estrógeno. El aumento de peso puede ser un ejemplo de que su cuerpo naturalmente está haciendo lo mejor por usted. Por supuesto, tenga cuidado de no incorporar demasiada grasa. ¡No querrá que los riesgos superen a los beneficios!

Baja dosis de estrógeno y sus beneficios

En un estudio realizado en mujeres de 65 años o más, los científicos descubrieron que una dosis baja de estrógeno (0,25 miligramos de estradiol, en comparación con la dosis habitual de 1,0 miligramos) hacía disminuir la pérdida ósea. Un estudio publicado en el año 2000 en el *Journal of Clinical Endocrinology and Metabolism*, escrito por una autoridad en la materia, la Dra. Karen Prestwood, afirmaba que había un aumento en la densidad ósea sin los efectos secundarios normales de una terapia con una dosis de estrógeno más alta, que incluyen sensibilidad de las mamas, dolores de cabeza, hinchazón y retención de líquidos. ¿Y el aumento del riesgo de desarrollar cáncer por tomar estrógeno? Un estudio publicado en 2002 en *Lancet* demostró que una dosis baja de estrógeno suministrada vaginalmente no provocaba un aumento en el riesgo de desarrollar cáncer de endometrio. Sin embargo, si se la tomaba en forma oral, el riesgo de desarrollar cáncer de endometrio aumentaba 300% y el crecimiento de células endometriales anormales aumentaba 800%.

Otras opciones

Además de los cuatro tratamientos médicos ya resumidos, recientemente se desarrollaron nuevas opciones. Estas alternativas se están investigando a fin de determinar su eficacia potencial para reducir la pérdida ósea y reconstituir la densidad ósea.

El estrógeno natural y la progesterona

Se desconoce si los estrógenos naturales disponibles ahora en el mercado son más seguros que la combinación química de estrógeno/progestina que se estudió en la WHI. Sin embargo, se sabe que, en términos químicos, estos estrógenos naturales son idénticos a las hormonas que produce el cuerpo de la mujer.

El compuesto químico que por lo común se utiliza para la terapia de reemplazo hormonal toma el estrógeno de la orina de las yeguas preñadas. Mi hermana se oía muy divertida cuando me llamó, hace algunos años, para contarme que el médico ¡quería darle orina de equino para aliviar sus síntomas perimenopáusicos!

En lugar del estrógeno creado en forma química, están disponibles la progesterona y el estrógeno naturales. La progesterona y el estrógeno naturales se obtienen de plantas como el ñame silvestre y la soja. Las tres formas de estrógeno que produce el cuerpo de la mujer –el estradiol, la estrona y el estriol– pueden obtenerse mediante fórmulas conocidas como *TriEst* (un estrógeno natural triple) y *BiEst* (un estrógeno natural doble). La progesterona natural también puede encontrarse en fórmulas similares. Los laboratorios no quieren quedarse atrás y ahora también fabrican productos con estrógeno natural. Sus productos, como el Estrace (una píldora) y el Estraderm (un parche de estrógeno) contienen sólo estradiol, sin estrona ni estriol.

Algunos informes anecdóticos indican que los estrógenos naturales son más eficaces que la terapia de reemplazo hormonal tradicional, debido a su disposición química. Algunos consideran que los métodos alternativos para administrar estrógenos naturales, como las técnicas del parche cutáneo y el micronizado, pueden hacer que los estrógenos naturales resulten más eficaces. El parche en la piel evita el paso por el hígado y permite ingresar directamente en el torrente sanguíneo, lo cual podría ser más seguro. Se cree que la progesterona micronizada, hecha de ñame bien molido, se absorbe con mayor facilidad y, por lo tanto, es más eficaz. En estos momentos, la progesterona micronizada puede conseguirse con la marca Prometrium.

Sin embargo, los médicos han advertido que, en la actualidad, no hay fundamentos para creer que estos estrógenos naturales son menos peligrosos que la terapia de reemplazo hormonal. Tal vez el estrógeno, en todas sus formas, agregado al sistema de la mujer, tenga las mismas consecuencias positivas y negativas.

Terapia con andrógenos

Por lo general se piensa que los andrógenos —una clase de hormona que incluye a la testosterona— son hormonas masculinas, al igual que al estrógeno se lo considera una hormona femenina. Por el contrario, en realidad, el cuerpo de la mujer produce una cantidad considerable de andrógenos. A diferencia de los estrógenos, los andrógenos no disminuyen en forma abrupta con la menopausia. En cambio, comienzan a disminuir en las mujeres cuando se acercan a los 30 años y continúan decreciendo lentamente hasta que, al llegar a la menopausia, alcanzan alrededor del 50% de sus niveles máximos. En una mujer que ha sufrido una ooforectomía (operación en la que se le extirpan los ovarios), los niveles de andrógeno pueden caer rápidamente a menos del 80% de la cifra máxima.

Cuando los andrógenos disminuyen a su ritmo normal y gradual, los efectos de su pérdida no se hacen tan evidentes de inmediato como los síntomas desagradables relacionados con el rápido descenso en los niveles de estrógeno que tiene lugar en la menopausia. Dado que a los andrógenos se los relaciona con huesos densos, mayor masa muscular y libido saludable (entre otras cosas), los científicos creen que un suplemento de andrógenos podría ser la respuesta adecuada para algunos síntomas menopáusicos, incluyendo la pérdida ósea. En la actualidad se están realizando estudios para determinar si una terapia con estrógenos y andrógenos podría ser beneficiosa para las mujeres posmenopáusicas.

Recientemente se ofreció testosterona a mujeres que no logran aliviar los accesos de calor repentinos ni la sequedad vaginal a través de la terapia de reemplazo de estrógeno. Del mismo modo en que el estrógeno a menudo se combina con la progestina, una terapia de reemplazo hormonal más reciente combina estrógeno con testosterona (marca EstraTest).

Los andrógenos también pueden encontrarse en suplementos como el denominado "dehidroepiandrosterona" (DHEA). Dado que la FDA no regula los suplementos, algunos de ellos tienen altos niveles de andrógenos, mientras que otros tienen niveles insignificantes de esa hormona. Recuerde: natural no significa seguro. No se automedique con DHEA antes de consultar con su médico.

Una de las preocupaciones que genera el tratamiento con andrógenos aplicado a mujeres son los efectos secundarios masculinizantes, que pueden incluir un tono de voz más grave y vello facial (para mí serían *más* que una preocupación, aunque supongo que ninguno de los dos ponen la vida en riesgo). Además, todos los andrógenos tienen el efecto secundario potencial de provocar daño hepático, retención de líquidos, acné, apnea del sueño, comportamiento agresivo y descenso del colesterol bueno o HDL. Los andrógenos plantean una opción potencialmente beneficiosa para la terapia de reemplazo hormonal en el futuro. Por ahora, sin embargo, todavía hay muchas investigaciones por finalizar.

Marcadores bioquímicos

Los científicos pueden utilizar marcadores bioquímicos para averiguar información específica sobre la forma con que sus huesos se están desarrollando, o no, según sea el caso. Los marcadores proporcionan información específica sobre la reabsorción ósea en el torrente sanguíneo y la formación ósea que da lugar a huesos más densos y fuertes. Un médico potencialmente podría utilizar esos marcadores del ritmo de renovación ósea para entender con qué rapidez usted está perdiendo hueso. Tal vez usted se encuentre entre las personas que el mundo médico define como una "perdedora veloz". La mayoría de las mujeres pierden masa ósea a un ritmo de 1%, anual durante la menopausia, pero las "perdedoras veloces" pierden entre 3 y 5% por año. Si hubiera señales de que usted estuviera perdiendo densidad ósea con rapidez, podría comenzar a tomar un medicamento contra la osteoporosis como prevención antes de llegar a tener niveles de densidad ósea demasiados bajos. En otras palabras, se la identificaría como una persona con alto riesgo de padecer osteoporosis y se podrían tomar medidas preventivas.

Los marcadores bioquímicos también podrían ser útiles cuando ya se ha iniciado un plan de tratamiento. Los médicos pueden determinar en cuestión de meses si la medicación que usted está tomando le está dando resultado. Si usted viera resultados clínicos positivos en sólo unas doce semanas, ¿no se sentiría mejor con respecto a tomar la medicación? Usted sabría que le está dando resultado. Los médicos también sabrían si la terapia no está funcionando o si usted dejó de tomar la medicación (no más mentiras sobre su lealtad para tomarla).

Si bien esta tecnología existe, el uso de los marcadores bioquímicos del ritmo de renovación ósea no está generalizado. Puede encontrárselos en los consultorios de muchos especialistas en densidad ósea, con el fin de determinar la pĕrdida ósea y la eficacia de la terapia, pero es innegable que tienen sus limitaciones. Por ejemplo, no reemplazan la medición de la densidad mineral ósea. Podrá vérselos con más frecuencia en el futuro, pero, por ahora, los científicos todavía están trabajando para que resulten de utilidad a fin de evaluar a los pacientes en forma individual.

Fluoruro de sodio

La mayoría de los medicamentos para combatir la osteoporosis aumentan la densidad ósea haciendo disminuir la pérdida ósea. Este tipo de medicamentos les permite a los tejidos óseos retener el calcio, con lo cual hacen que sea menos probable que el torrente sanguíneo lo reabsorba. El fluoruro de sodio, por otro lado, puede aumentar la formación de hueso. Utilizar el fluoruro de sodio como posible tratamiento contra la osteoporosis no es una idea nueva. Un estudio realizado hace más de 40 años descubrió una correlación entre la osteoporosis y pequeñas cantidades de fluoruro de sodio en el agua potable. Aunque todavía no ha sido aprobado por la FDA, como futuro tratamiento, es prometedor.

Los científicos Watts y Blevins, de la Facultad de Medicina Emory, en Atlanta, Georgia, estudiaron los efectos de 25 miligramos de fluoruro de sodio de liberación lenta tomado con un suplemento de calcio, en 100 mujeres con osteoporosis. Los resultados del estudio demostraron que la densidad ósea de esas mujeres aumentó alrededor del 5% en 14 meses. El grupo testigo que tomó el placebo no presentó ninguna mejoría. Asimismo, las mujeres que ingirieron fluoruro de sodio prácticamente no presentaron nuevas fracturas de vértebras. Dado que los efectos secundarios parecen ser mucho menores en el tratamiento con fluoruro de liberación lenta que en los tratamientos con otros fluoruros (que a veces provocan complicaciones estomacales e intestinales), aparentemente, el fluoruro de sodio de liberación lenta podría llegar a utilizarse en el futuro como tratamiento contra la osteoporosis. Lamentablemente, el mismo estudio demostró que en el caso de las mujeres con muy baja densidad ósea, el tratamiento con fluoruro de sodio no hizo que aumentara la masa ósea. Tampoco hubo evidencias de que se previniera la deformación constante de las vértebras que ya se habían fracturado en esas mismas mujeres con baja densidad ósea.

Según parece, una vez que la enfermedad avanza hasta cierto estado, no responde con tanta facilidad a los esfuerzos por detener su avance. Consulte a su médico para verificar si usted puede ser una buena aspirante a utilizar este tratamiento.

Una acotación de su dentista: los dientes también son huesos

No se ha investigado mucho acerca de la forma en que la osteoporosis afecta la densidad ósea de la mandíbula y los dientes, pero, según parece, existe una correlación. La osteoporosis no afecta sólo la columna, la cadera y las muñecas. Esas son las zonas que se fracturan con mayor frecuencia y, por lo tanto, son las que reciben mayor atención. Pero todos los huesos, incluyendo los dientes, se ven perjudicados por la reducción en la densidad ósea. En un estudio hecho por Krall, García, Dawson-Hughes y colegas, los científicos descubrieron que el riesgo de perder piezas dentarias se da, al igual que la pérdida ósea normal, a medida que envejecemos. Según parece, la osteoporosis hace que el hueso que mantiene a las piezas dentarias en su lugar (el proceso alveolar) se reduzca y, por lo tanto, estas últimas pueden aflojarse y salirse.

Dado que los científicos suponen que existe una correlación entre la osteoporosis y la pérdida de piezas dentarias, creen que las radiografías dentales pueden ser una buena fuente de información cuando intentan verificar si un paciente sufre de osteoporosis. En 1996, los científicos de la Facultad de Odontología de la Universidad de Washington llegaron a esa conclusión. Sus radiografías eran muy exactas en la determinación de cuáles de sus pacientes tenían osteoporosis y cuáles tenían una densidad ósea normal.

El estrógeno y sus dientes

Dado que el estrógeno aumenta la densidad de la columna, la cadera y las muñecas, es casi una obviedad decir que también aumenta la densidad ósea de la mandíbula. La pérdida ósea en la mandíbula, además de aflojar el sostén de sus dientes, también la hará más propensa a la periodontitis, una infección de las encías que con frecuencia provoca pérdida de piezas dentarias. A medida que aumenta el espacio libre alrededor de los dientes, también se acrecienta la posibilidad de contraer una infección. En el estudio cardíaco de Framingham, los científicos descubrieron que las mujeres que tomaban estrógeno habían perdido muchos menos dientes que las mujeres que no tomaban estrógeno. Como señalé antes, no se han realizado muchos estudios sobre la densidad ósea y la pérdida de piezas dentarias. Tal vez algún otro medicamento de los que se utilizan para tratar la osteoporosis también prevenga la pérdida de piezas dentarias. Consulte a su médico.

Comentarios finales sobre los medicamentos

Permanentemente surge información nueva sobre las posibilidades de mejorar la densidad ósea utilizando medicación. Manténgase al corriente sobre lo más eficaz y seguro para usted, consultando a su médico y estando alerta con respecto a nuevas informaciones que aparezcan en los distintos medios de comunicación. Además, mantenga informado a su médico sobre cualquier cambio clínico u otros factores de riesgo (vea el Capítulo 1) que puedan poner en peligro su densidad ósea.

SEGUNDA PARTE

Ejercicios de OsteoPilates

En este capítulo me propongo convertirme en una fuente de inspiración personal. La imagen estereotipada según la cual los entrenadores personales, al igual que los profesores de aeróbic, son espíritus joviales con energía suficiente para sí mismos y para veinte personas más, no carece de razón. Así que si usted necesita un poco de aliento, un empujoncito, o tiene dificultades para motivarse... este es el capítulo donde hallará el remedio a esos males.

Como dije en el Capítulo 1, usted es, de hecho, una persona motivada, que confía en sí misma y desea asumir el control de su propia vida, pues de lo contrario no habría comprado este libro. Esto la sitúa en la categoría del tipo de cliente que más me gusta. Usted ya ha dado el primer paso: ha elegido tomar las riendas de su salud. Nadie más que usted puede cambiar su calidad de vida. Sin embargo, hay agentes inspiradores, como los entrenadores personales, que pueden ayudarla a avanzar en esa dirección.

En este capítulo repasaremos las razones por las cuales la ejercitación física aumenta la densidad ósea, qué importancia tiene el programa "Osteo-Pilates 7" para usted, y cómo empezar y seguir motivada.

El efecto piezoeléctrico: no son los movimientos en una disco

Se ha demostrado que el entrenamiento en resistencia es eficaz para acrecentar la densidad ósea y tratar la osteoporosis. A esto se lo denomina "efecto piezoeléctrico". Cada vez que los músculos son sometidos a tensión (como cuando se realizan ejercicios físicos), ellos, a su vez, someten a tensión a los huesos, lo cual los estimula a crecer y tornarse más gruesos y más densos. Es, pues, un tipo de tensión positiva. Si usted jamás practicase ejercicios físicos, sus huesos adelgazarían poco a poco y se volverían más proclives a las fracturas.

Se ha comprobado que el entrenamiento en resistencia no sólo incrementa la densidad ósea sino que detiene la pérdida ósea debida a la reabsorción. OsteoPilates es un método para el entrenamiento en resistencia. La resistencia que se usa es la fuerza de la gravedad: el peso del propio cuerpo. En ciertos casos, la intensidad de algunos ejercicios aumenta con pesas de mano livianas. De modo que si alguien le pregunta qué diablos está haciendo cuando inicia su nuevo programa de ejercicios, puede contestarle: "Estoy practicando el efecto piezoeléctrico". Las palabras de muchas sílabas captan la atención de cualquiera.

OsteoPilates 7

Tanto los ejercicios del Capítulo 8, para personas de densidad ósea normal, como los del Capítulo 7, para las que sufren osteopenia u osteoporosis, se basan en siete puntos de particular importancia para la persona que quiere aumentar su densidad ósea, y que han dado nombre al método: "OsteoPilates 7":

1. Aumento de la densidad ósea.

2. Creación de un centro fuerte.

3. Mejoramiento del equilibrio.

4. Fortalecimiento general.

5. Aumento de la flexibilidad.

6. Mejoramiento de la postura.

7. Alineación perfecta.

1. Aumento de la densidad ósea

A los pacientes con osteoporosis, los médicos suelen aconsejarles que inicien un programa de ejercitación física a raíz del efecto piezoeléctrico que eso provoca. Un estudio efectuado en 1997 por Kohrt, Ehsani y Birge ratificó que ejercicios de resistencia como los de OsteoPilates incrementan la densidad ósea. Además el estudio descubrió que el aumento de la masa muscular y la mayor fuerza obtenidos a través de ejercicios específicos como los de Pilates contribuyen a evitar las fracturas osteoporósicas al reducir el riesgo de las caídas.

2. Creación de un centro fuerte

Todos los ejercicios de Pilates comprometen tanto los músculos del abdomen como los de la espalda, que en su conjunto se denominan "centro" (vea la página 72). En rigor, todo ejercicio de Pilates es "de abdominales". Si usted trabaja, en particular, los brazos, también trabaja el centro, y lo mismo si trabaja las piernas. Para tener un centro fuerte, no necesita hacer ni una sola flexión clásica para abdominales. Esta focalización en el centro hace que Pilates constituya la ejercitación perfecta para una persona con osteoporosis, porque son precisamente esos músculos centrales del cuerpo los que sustentan la alineación de la columna. Esta ejercitación, por ende, aumenta el equilibrio y reduce la posibilidad de tener caídas.

3. Mejoramiento del equilibrio

A medida que envejecemos, nos preocupa más y más nuestra capacidad para mantener el equilibrio. Comenzamos a darnos cuenta de que no es tan sencillo como siempre nos pareció. Además, con la edad, cualquier caída se torna más preocupante, por el peligro de sufrir lesiones serias. En el caso de los pacientes osteoporósicos, la preocupación es aún mayor, a raíz de que una caída puede derivar fácilmente en una fractura.

OsteoPilates aumenta el equilibrio porque pone el foco en la fuerza abdominal o del centro y también porque los ejercicios desarrollan y mejoran gradualmente el equilibrio. Tal como sucede con muchas cosas en la vida, el equilibrio mejora con la práctica.

La fuerza que, con OsteoPilates, adquieren los músculos abdominales permiten al cuerpo "agarrarse" o volver a la posición erecta cuando uno siente que se está deslizando o comenzando a caerse. También la propriocepción –la percepción que cada uno tiene de sí mismo en el espacio– se perfecciona con la práctica e impide que sobrevengan caídas.

4. Fortalecimiento general

Este centenario sistema de ejercicios que es Pilates se volvió extremadamente popular en los últimos tiempos, a medida que la población en general fue entendiendo este secreto bien guardado por los bailarines profesionales. Los bailarines usaron el método Pilates durante más de sesenta años, a fin de generar músculos fuertes y flexibles pero no protuberantes. Al proponerse mejorar los huesos, simultáneamente uno obtiene un físico más fuerte, esbelto y estilizado. Los ejercicios de OsteoPilates siempre involucran más de una parte del cuerpo a la vez; esto hace que con un número relativamente pequeño de ejercicios se logre un fortalecimiento y tonificación generales. Y esa fuerza renovada nos dará más energía y mayor libertad de movimiento en todo cuanto hagamos, con la consecuente disminución de cualquier dolor.

En los clientes que han sufrido algún tipo de lesión, suelo ver con frecuencia una pauta reiterada (de la que fui víctima yo misma cuando me lesioné la espalda): después de una lesión, las personas no quieren ejercitarse –y no es ilógico, si tienen dolores–. Por desgracia, la falta prolongada de ejercicio debilita otros músculos y origina nuevos dolores. Cuando me lastimé la espalda, dejé de practicar los ejercicios durante un par de meses; al reiniciarlos, no sólo me dolía la espalda, sino también los hombros, el cuello y las rodillas. Me dolía todo, como si me estuvieran descoyuntando. Era la consecuencia de la debilidad general en que había caído mi cuerpo en su conjunto. Veo repetirse esta pauta en mis clientes. Entonces, si algo duele, no necesariamente hay que interrumpir *toda actividad*. Puede evitarse mover la parte que duele y con el resto del cuerpo hacer lo más posible. Él nos agradecerá. Y un cuerpo feliz hace, a la vez, que la mente esté más feliz y vivaz.

5. Aumento de la flexibilidad

Muchos de nuestros deficientes hábitos posturales se deben a la poca flexibilidad de nuestros músculos. La contracción de los músculos de los hombros curva la espalda superior: uno de los "noes" indicados para la osteoporosis en el Capítulo 3. Si la contracción se produce en los muslos o en los flexores de la cadera, la zona lumbar queda fuera de alineación, haciendo más difícil mantener la alineación correcta de la parte superior de la espalda. Con el tiempo, esta falta de alineación corporal origina dolores. Si son causados por músculos poco flexibles, el mejoramiento de la flexibilidad alivia rápidamente dichos dolores. En muchos de mis clientes, la mayor flexibilidad implicó un cambio notable. A veces, apenas un par de semanas después de iniciado el programa de ejercicios, muchos notan la mayor facilidad de movimientos y/o la reducción del dolor en sus actividades cotidianas.

6. Mejoramiento de la postura

Uno de los ejes del método Pilates es el mejoramiento de la postura, es decir, de la manera en que habitualmente posicionamos y mantenemos la columna en nuestros quehaceres diarios. Si estos ejercicios se efectúan con la postura apropiada, generan una "conciencia postural". La buena postura no sólo se aplica cuando uno está de pie, sino también cuando está sentado, de rodillas o acostado.

Es preciso que usted se tome el tiempo necesario para asegurarse de que está ejecutando correctamente cada uno de los detalles que componen los ejercicios, aun cuando eso signifique que al principio haga menos ejercicios por sesión. Lo que cuenta es la calidad, *no* la cantidad. En las explicaciones de cada ejercicio se dan pautas sobre la postura correcta; también es posible remitirse al "Glosario de indicaciones principales" que está al final del libro, donde se reúnen las "fotos para recordar" incluidas en cada ejercicio. Todo este material contribuirá a comprender mejor cuál es la postura apropiada para cada uno.

7. Alineación perfecta

La palabra "alineación" se refiere a la ubicación de cada parte del cuerpo en relación con cada una de las demás. Cuando se encuentra alineado en forma óptima, el cuerpo está centrado, equilibrado, y utiliza la menor cantidad posible de energía para mantener cada parte apoyada en otra. La buena postura es importantísima para la alineación correcta, pero no lo es todo: hay que tener en cuenta, asimismo, la ubicación de las piernas, brazos y hombros. Cuando evalúo cómo ejecuta alguien un ejercicio, analizo incluso de qué manera se apoyan sus pies en el suelo o en qué posición quedan cuando las piernas apuntan al cielo raso. A algunos clientes nuevos les parece exagerado y molesto; no obstante, es justamente esta atención puesta en los detalles lo que le da a Pilates la eficacia que tiene. Al realizar el programa de OsteoPilates, no basta con "hacerlo bastante bien". Si se siguen *todas* las instrucciones de cada ejercicio, se obtendrán resultados óptimos.

Cómo empezar y mantenerse motivada

A continuación, usted encontrará unos cuantos trucos, datos, desafíos y viejos y buenos consejos que la ayudarán a "arrancar". Ante todo, veamos qué necesita para comenzar un programa Pilates de colchoneta.

Usted, un pequeño espacio físico y una colchoneta

Iniciar un programa OsteoPilates es, además de apasionante, sencillísimo. Todo lo que precisa es: usted misma (vestida con la mayor comodidad posible); una colchoneta (de la que puede prescindirse); y el suelo. Yo prefiero usar una colchoneta —que usted puede adquirir en cualquier local de artículos para deportes— para evitar que los huesos de la cadera y de los hombros se claven en el piso cuando hago ejercicios. Por otra parte, la colchoneta es como un símbolo: cuando mi familia ve que la saco y me tiendo sobre ella, sabe que tiene que dejarme sola por un rato. Hasta la perra aprendió que no debe acercárseme cuando saco la colchoneta, por temor a recibir en la cara alguna patada perdida. Tal vez sea bueno tener a mano algunas pesas de mano para reforzar ciertos ejercicios y volverlos más desafiantes, pero no hay que sobrepasarse: pesas de entre medio kilo y un kilo bastan para tornar mucho más difíciles esos ejercicios.

La segunda pregunta más frecuente

Lo primero que me pregunta la gente es qué clase de equipo necesita para iniciar el programa OsteoPilates en su casa; ya lo hemos visto. Lo segundo que todos quieren saber es con qué frecuencia deberán hacer los ejercicios para obtener resultados. La respuesta es: si quiere ver cambios, hágalos tres veces por semana; y si los puede hacer cinco veces por semana, mejor. No más de eso, pues se expone al riesgo de sobreexigirse, y de agotar su interés o agotar su cuerpo. El agotamiento corporal se manifiesta a menudo bajo la forma de tendinitis, músculos retraídos, dolores o fatiga. Esto revela que el trabajo realizado por los músculos y articulaciones ha sido excesivo y no se les ha dado tiempo suficiente para sanar.

En algunos casos, practicar una vez por semana puede ser suficiente para mantener lo logrado, pero no permitirá agregar nada (ni fuerza ni la densidad ósea) a lo que ya se tiene. Tenga esto en cuenta cuando esté una semana enferma, demasiado ocupada o de viaje. Podrá mantener lo hecho y luego, al retornar al organigrama normal, comenzar a sumar puntos.

La falacia de que "sin dolor no hay el beneficio"

Es verdad que un cierto grado de desafío es bueno, pero no hay que extremarlo. El lema según el cual "sin dolor no hay beneficio" está volviéndose cosa del pasado, y en buena hora. Los deportólogos lo han desechado porque muchos estudios demostraron que el dolor que se siente después de realizar ejercicios físicos no es saludable.

En el método Pilates nunca se ha acatado ese lema. Y si usted piensa que para estar bien tiene que sufrir, vaya a cualquier estudio de Pilates y écheles una mirada a los instructores. Verá que se ven fantásticos (no demasiado robustos y musculosos, sino más bien espigados y esbeltos) y que no se han matado como ratas de gimnasio sobreexigidas y desentrenadas.

Es preferible recordar este otro lema: "Muchos dolores causan muchas deserciones" (para no mencionar las lesiones). Si como consecuencia de un programa de ejercicios físicos una persona queda dolorida, por lo general no volverá a practicarlos hasta que se le vaya el dolor muscular. Es posible que no retome nunca una experiencia que le ha resultado tan poco placentera. Aunque se logre hacerla volver, el período de inactividad y/o las lesiones sufridas la obligarán a empezar de vuelta desde cero. Esa es, mi querida amiga, la razón primordial para evitar todo dolor: si no quiere abandonar el programa de ejercicios, no se mate a punto tal de no poder hacer ningún ejercicio en absoluto.

Los ejercicios hacen que uno se sienta bien

¿Qué? ¿Usted no piensa así? Tal vez esté haciéndolos mal.

En una época viví en Park City, estado de Utah, rodeada por la nieve, y me encantaba hacer esquí de fondo. Cuando le contaba esto a la gente, invariablemente recibía gruñidos del tipo: "¿Cómo puedes hacer eso? ¡Es demasiado esfuerzo!", o bien "Una vez lo intenté y fue lamentable". En todos los casos, mi respuesta era que lo hacían mal. Para hacer esquí de fondo correctamente, hay que juntar algunos amigos, un poco de queso, galletas y algunas uvas, y lanzarse al medio de la nada. Mientras uno se desliza, va observando a su alrededor uno de los paisajes más maravillosos que haya en la Tierra. Si se cansa, se detiene y come. Luego esquía un poco más, se ríe con sus amigos, come otro poco, y esquía un rato más. ¿Puede alguien pasarla mal de ese modo?

Los ejercicios cotidianos tienen que encararse de la misma manera: como algo divertido. Reúna a unos cuantos amigos, algo para picar (¿por qué no?) y hagan una fiesta. Si ejecuta un programa equilibrado, y la cantidad de ejercicio es la adecuada a su experiencia y estado físico, hacer ejercicio *realmente va a resultarle agradable*. Los hombros flojos, el pecho abierto... uno se siente más liviano, más alto y más atento a todo. No arruine estos bellos momentos propasándose. Si no se espera con alegría y ganas la sesión de ejercicios, probablemente la causa es que se esfuerza demasiado o que el programa que sigue no está balanceado. Comience lentamente y vaya avanzando de a poco. Sé que cuesta tener paciencia cuando uno inicia alguna actividad nueva que lo entusiasma, pero créame: la mejor manera de ganar esta carrera es avanzar lenta pero seguramente.

¿Tiene más de 25 años?

Lamento ser la encargada de decir esto, pero no tengo más remedio: ¿Sabía que a los 25 años comenzamos a perder masa muscular al ritmo de un cuarto kilo por año? ¿Y que a raíz de esta misma reducción, el metabolismo empieza a disminuir entre un 4 y un 6% cada 10 años, aproximadamente? ¡Vaya, vaya, qué mala noticia! Por fortuna, la capacidad de aumentar la masa muscular no se pierde. Por eso, si una persona ha dejado de hacer ejercicios físicos durante un tiempo, cuando los retome, ¡su índice de mejoramiento superará todos los récords! Esa es la buena noticia. Verá resultados rápidamente y comenzará a sentirse mejor casi de inmediato. Su nivel de energía aumentará muchísimo y los dolores y dolencias provocados por muchos años de inactividad desaparecerán. Por otro lado, si continúa sin hacer ejercicio, poco a poco el organismo se irá debilitando, tendrá menos tono muscular y será menos capaz de realizar las actividades diarias sin dolores ni tensiones innecesarios.

Perseverar

¿Por qué son tantos los que inician con total dedicación un programa de ejercicios y al poco tiempo pasan a engrosar las filas de los desertores? Por lo general, los índices de deserción se vinculan con el hecho de que uno se pide demasiado de golpe. Muchas personas que vienen a mi estudio quieren todo *ya*. Quieren que les duelan los abdominales, que se les afinen los muslos, y se desalientan cuando no ven cambios físicos notorios al término de dos semanas. Hay una famosa cita de Joseph Pilates que comienza diciendo: "En diez sesiones, notarán la diferencia...". Las diez sesiones a que aludía abarcan, por lo común, entre cinco y diez semanas. Muchos de mis clientes aseguran sentir la diferencia *enseguida*, de modo que apostar a lograrlo en diez sesiones es bastante seguro.

El método Pilates nos enseña un nuevo estilo de vida y una nueva filosofía del movimiento. El cuerpo no sólo se fortalece a medida que efectuamos los ejercicios: también se equilibra y se vuelve más sano. Tenemos que darnos un poco de tiempo.

La manera de echarse al suelo

Sé que puede sonar extraño, pero lo más difícil para empezar un programa en la colchoneta puede ser aprender a echarse al suelo. No me refiero a la parte física –las rodillas tal vez protesten y se sienta algún dolor en las caderas, para no mencionar la espalda–, sino al mero hecho de tenderse para empezar la ejercitación y mover esos huesos. A veces, cuando mis clientes inician sus programas hogareños, me cuentan que les cuesta empezar. Entonces les aconsejo que se digan a sí mismos una mentirilla piadosa: que sólo se echarán un rato y harán un único ejercicio, como el respiratorio que se enseña en la página 150. Que va a ser bueno que se relajen un poco y alivien su estrés. Ahora bien, una vez que usted esté en la colchoneta, relajada, le aseguro que querrá hacer algo más que un ejercicio de respiración. Debe decirse: "dos ejercicios más", y luego "dos más" y "otros dos". Si una noche que está particularmente cansada hace sólo dos ejercicios, está bien: igual van a ser dos más de los que habría hecho.

No simplificar demasiado

Para aumentar su densidad, nuestros huesos requieren un desafío físico. Si repite permanentemente los mismos ejercicios, aquello que en un principio pudo haber sido un desafío para usted y sus huesos, se convertirá en algo fácil. Está bien: tiene más fuerza que antes. El cuerpo es sorprendente, y sus huesos, al igual que sus músculos, responden al desafío y se amoldan a todo lo que usted les da para hacer. De hecho, nuestros cuerpos tienen una increíble capacidad de respuesta. Se esforzarán al máximo para cumplir cualquier cosa que les pidamos.

Así pues, después de un tiempo modifique su rutina, introduzca cierta variedad, pretenda algo más que el mantenimiento físico y trate de aumentar la fuerza y densidad de los huesos. ¡Hay que sazonar el entrenamiento! Si estaba siguiendo el programa OsteoPilates para principiantes, pase al nivel intermedio tan pronto como esté lista para hacerlo. Si hay un par de ejercicios que ya le resultan demasiado fáciles, agrégueles pesas manuales de medio o un kilo. Dicho esto, repito: para experimentar el desafío o aumentar la densidad ósea no es necesario sentir dolor.

Cuando llegamos al límite

¿Hay algún ejercicio que usted realmente querría ser capaz de hacer, y no puede lograr verse, al hacerlo, como muestran las fotografías de este libro? Hay clientes que luchan contra la flexibilidad de los músculos que se encuentran en la parte posterior de la rodilla; otros, con la movilidad de la parte superior de la espalda o de la articulación del hombro. Todos tenemos alguna zona del cuerpo que no quiere ir donde nosotros queremos llevarla. Entonces, ¿qué debe hacer usted? ¿Aceptar que jamás podrá usted realizar ese ejercicio en particular? Esta es la parte en que se supone que yo digo: "¡Por supuesto que puede hacerlo! ¡No hay ningún obstáculo que lo impida!". Bueno, tal vez sí, tal vez no. ¡Siga leyendo!

Llegar a hacerlo perfecto

Comencemos por las personas sin limitaciones corporales, las que saben que nada les impide tratar de hacer determinado ejercicio. En ese caso, no hay necesidad de preocuparse: el límite será superado. Por ejemplo, tomemos un ejercicio que combina flexibilidad y fuerza: el "Doble estiramiento de piernas" (página 164), destinado tanto a los que tienen densidad ósea normal como a los que padecen osteoporosis. Supongamos que usted no logra poner las piernas tan rectas (mirando al cielo raso) como quisiera, o bajarlas luego hasta el nivel que quisiera. ¿Qué puede hacer?

En primer lugar, hay que determinar qué grupo muscular le impide alcanzar el objetivo. Parece obvio que la falta de flexibilidad de los músculos de la parte posterior de la rodilla puede impedirle enderezar las piernas. Sin embargo, la causa también podría ser la debilidad de los *flexores de la cadera* (los músculos que están en la curva de la cadera) o la falta de fuerza en los abdominales. Por otra parte, bajar las piernas sin apoyarlas en el suelo exige algo más que fuerza en los abdominales; se precisarán también fuerza y flexibilidad en la espalda para sostener la columna mientras las piernas descienden. Teniendo en cuenta estos ejemplos, usted podría añadir a su rutina ejercicios centrados en fortalecer el flexor de la cadera (como "Patadas laterales IV", página 197), la fuerza del vientre ("Roces de los dedos de los pies", página 216) y la fuerza y flexibilidad de la espalda ("El cisne I", página 208).

No hacer esfuerzos excesivos

A veces, que usted pueda o no hacer cierto ejercicio depende del cuerpo con que tiene que lidiar. Por ejemplo, allí donde la parte superior de la espalda debe presentar una leve curvatura, la mía es chata. En consecuencia, en muchos ejercicios para los hombros mis omóplatos sobresalen de un modo anormal; cuando esto sucede, suele decirse que el individuo tiene "alas". Al principio me dijeron que la causa era que yo tenía cierto grupo muscular débil, hasta que un calificado terapeuta físico me señaló que no era así: simplemente, tengo la espalda chata y siempre tendré "alas". No es para preocuparse demasiado, salvo que uno desee "corregirlo". Por lo tanto, si usted tiene una pierna más corta que la otra, o escoliosis, o una grave cifosis (la zona superior de la espalda curvada o jorobada), la "columna fundida" o cualquier otra leve variante de las tantas que presenta el cuerpo humano, no debe castigarse por el hecho de no poder cumplir con todas las tareas. Acepte lo que puede hacer y siga adelante.

Sin embargo, sí debe asegurarse de que su autodiagnóstico es correcto. Como saben muchos quiroprácticos, numerosas personas piensan que tienen una pierna más corta que la otra, cuando lo que en realidad tienen es un desequilibrio muscular en la columna, que eleva una cadera más que la otra, haciendo que una pierna parezca más larga. Un buen consejo es trabajar las zonas problemáticas. Por más que mi espalda es chata, siempre le doy un empujoncito para que se redondee un poco; cada vez que inhalo, trato de presionarla contra la colchoneta. A la inversa, si usted tiene espalda curvada, siga con sus ejercicios de extensión de la columna, como "El cisne I", "El cisne II", la "Doble patada de piernas", "Patada con una sola pierna" y "Natación" (páginas 208, 211, 161, 200 y 213, respectivamente). Todos estos ejercicios la ayudarán a reducir la curvatura de la parte superior de su espalda y le darán mayor equilibrio muscular. Para la escoliosis, trabaje "La sirena" (página 178) y "La sierra" (página 257; sólo para personas con densidad ósea normal). Tal vez nunca le sea posible inclinarse en igual medida hacia un lado o hacia el otro, pero siga trabajando en eso. Como sucede con la espalda curvada, cuanto más equilibre sus músculos, menos molestias y dolores sentirá.

Resistencia

Si su problema es la resistencia –no consigue terminar toda la serie de ejercicios o pasar a un nuevo nivel–, tome en cuenta estos puntos:

1. No se exija demasiadas cosas demasiado rápido.

2. Haga el programa de ejercicios completo, pero dividido en partes pequeñas, que realizará a lo largo del día.

3. Trate de que estas partes del programa vayan aumentando en extensión semana tras semana.

4. Avance más lentamente, descansando de 30 a 60 segundos entre un ejercicio y otro.

Otra buena medida es agregar caminatas al programa. Soy una firme creyente en los beneficios que tienen las caminatas para la salud, ya que aumentan la capacidad aeróbica; y, cuando esto sucede, también aumenta la resistencia para aguantar el programa entero de ejercicios.

Cómo mantener el fuego del ejercicio físico siempre encendido

Por más que usted se ejercite toda la vida y practique religiosamente el método OsteoPilates tres veces por semana, habrá días o incluso temporadas en que no tendrá ganas de hacerlo. Hay quienes a pesar de ello lo hacen, pero otros resuelven abandonar por completo hasta que vuelva la motivación. La cuestión, entonces, es: ¿cómo mantenerse motivado todo el tiempo?

La mayoría de las veces, cuando la gente siente que su interés se diluye, es a causa del tedio producido por la falta de desafíos, de un cambio o de un nuevo objetivo. Existen diversas maneras de luchar contra esta apatía. Pídale a una amiga que haga los ejercicios con usted; saber que su amiga está esperando que usted vaya a casa de ella a hacer los ejercicios puede darle un empujoncito extra. Incluso personas que se autodefraudan dejando de practicar, no decepcionarán a un amigo que los está esperando.

Entre mis clientes, el 70% de los que concurrieron al estudio durante más de un año lo hicieron en clases grupales. Saben que, independientemente de que ellos aparezcan o no, sus compañeros estarán. Como la mayoría de mis clientes se sienten a gusto en compañía de los demás, la motivación de los compañeros es muy poderosa. Además, nadie quiere ir a la zaga de los otros. (¡No puede ser que nuestra amiga haya bajado la panza antes que nosotros!)

Pero la principal motivación, según lo que aseguran mis clientes, son los dolores que experimentan en sus actividades cotidianas después de dos o tres semanas de no hacer Pilates. Muévelo o piérdelo.

Otro método de automotivación es fijarse objetivos. ¿Hay una fiesta dentro de poco en la que usted quisiera lucir atractiva? ¿Qué tal si alguien la felicita por su nueva silueta? Ese "alguien" no tiene por qué ser necesariamente su esposo: todos tenemos amigos que se pondrán muy contentos de ver que mejora nuestro aspecto y que nos sentimos mejor.

Pensar en cosas ricas

Si todo lo demás falla en devolverle su interés por los ejercicios, piense en cosas ricas. Piense en una torta de chocolate, en bizcochos crocantes, en pan casero o en esas comidas predilectas... que suelen tener un 50% de manteca. Ya mencionamos la disminución del metabolismo; los ejercicios lo intensifican, y con ello aumentan las calorías que nuestro cuerpo puede quemar, aun cuando estemos leyendo, mirando televisión o durmiendo. Si hace ejercicio, al menos no se sentirá culpable cuando se dé un gusto.

Muchos de mis clientes me dicen que la ejercitación les da hambre, pero no quieren ir a su casa y ponerse a comer, anulando así la tarea realizada. Este razonamiento es erróneo en varios aspectos. En primer lugar, el cuerpo va a quemar la mayor parte de las calorías en la primera media hora posterior a los ejercicios, cuando aún está caliente y "acelerado". En segundo lugar, no se trata de poner al cuerpo en "modo pasar hambre". Si su cuerpo no sabe con certeza cuándo recibirá alimento (v. gr., si usted tiene horarios muy irregulares para las comidas), comenzará a atesorar lo que le dé. La prioridad del cuerpo es la supervivencia; él no sabe que usted lo va a alimentar de vuelta dentro de cinco o seis horas. Lo que le preocupa es el *ahora*.

Entonces, si usted pasa mucho tiempo sin comer, es muy probable que su cuerpo no abandone una sola caloría sin luchar. Dicho de otro modo, sus hábitos de comida irregulares fuerzan a su cuerpo a lentificar su metabolismo. Si quiere acelerarlo, coma con regularidad: tome pequeños refrigerios a lo largo del día. La finalidad de un programa de ejercicios físicos es mejorar la salud y sentirse mejor. ¿Cómo puede mejorar su salud si usted no come razonablemente cuando tiene hambre? Por supuesto, también la inversa es cierta: ¿cómo puede mejorar su salud si come cualquier cosa cuando *no* tiene hambre?

Hacerse tiempo

Muchísima gente me llama para preguntarme detalles sobre el método Pilates, y al final de la conversación me dice: "Lástima que ahora no tengo tiempo para empezar". Aseguran que me llamarán después de Año Nuevo, o de las vacaciones de verano, o del Día de la Marmota.

Sé perfectamente qué significa estar muy ocupado. Sé qué significa tener asignado cada minuto del día, de manera tal que ocuparme de los clientes, de la familia y de la vida en general es como tocar un instrumento muy bien afinado. Mi hermana dice que mi nombre, Karena, quiere decir 'la que no devuelve los llamados telefónicos'. Y debo admitir que hay semanas en que una llamada telefónica más, un cliente más o ir al mercado una vez más me parecen cosas imposibles. Sin embargo, para mí la ejercitación tiene prioridad. Es una elección, como la felicidad. Usted puede ser optimista o pesimista, puede ser una persona físicamente sana y en forma, o no. Lo elige usted.

Lo bueno de la ejercitación es que sus consecuencias son predecibles. Si usted practica tres veces por semana, se asegura ciertos resultados. El mejoramiento físico no se basa en el permiso, la aprobación o la opinión de los demás: todo depende de usted y de lo que quiera hacer con su cuerpo. Yo no pienso que la gente sea esencialmente perezosa; sí que se entrega muy fácilmente a la televisión, o a tomar un café, o a alguna otra excusa. No obstante, ni una sola de las personas que cruzaron el umbral de mi estudio manifestó que moverse, estirarse, despertar músculos dormidos no la hacía sentirse mejor. Eso no es pereza; es reconocer la necesidad innata de estar sano y fuerte y vital.

Entender por qué usted hace ejercicios físicos

Saber por qué hace ejercicio físico puede serle de enorme ayuda para aumentar las probabilidades de que siga haciéndolo. Desde luego, usted es lo suficientemente razonable como para preocuparse por la densidad de sus huesos; por sí solo, este motivo mantiene en movimiento a muchos de de mis clientes. Se niegan a entregarse a una enfermedad que ha demostrado responder positivamente a la ejercitación, la medicación y la dieta; se niegan a entregarse a lo que muchos facultativos llaman "la enfermedad que puede prevenirse más fácilmente". Pero la densidad ósea no es la única razón para hacer ejercicio físico. ¿Cuáles son *sus* razones? La insto a que piense en esto mientras pasea, escribe su diario íntimo o medita.

Yo sé por qué lo hago, pero es posible que mis razones no coincidan con las de la mayoría de mis clientes, sobre todo porque mi objetivo no es tener el vientre chato o los muslos más delgados. Antes sí, pero ya no; nunca pude alcanzar esas miras: mi vientre no fue nunca suficientemente chato ni mis muslos lo bastante delgados. Entonces, para mantener mi motivación, tuve que indagar más hondo. También usted debería hacerlo. Averiguar esto puede hacer que siga practicando el resto de su vida y que mejore su calidad de vida.

Yo podría decirle cuáles son mis razones, pero entonces usted tal vez se sienta tentada de asumirlas como propias. Por otra parte, usted ya sabe cuáles son las suyas. Sólo tiene que detenerse a pensarlo un minuto.

Su salud, su vida

Si alguna vez usted sufrió una lesión corporal, o si en la actualidad se está recuperando de una fractura osteoporósica, entonces sabe cuán difícil es separar la persona que usted es, del dolor que siente su cuerpo. Los psicólogos nos dicen que no somos nuestro cuerpo; que tenemos la capacidad de separar lo que sienten nuestros cuerpos de lo que percibimos acerca de nosotros mismos. Recuerdo que cuando me estaba recuperando de dos hernias de disco, aún traté de hacer eso, precisamente. Mi espalda generaba un dolor crónico pero yo quería seguir adelante a pesar de ese horrible malestar. Me rehusaba a convertirme en "la señora con la espalda lesionada".

Su salud es su vida. Por mucha valentía que usted aplique para hacer el dolor a un lado, a veces este continúa afectando su vida diaria. Sin embargo, es posible reducirlo, y creo que el entrenamiento físico cumple un enorme papel en eso. Me refiero al entrenamiento físico general, capaz de cambiar la forma en que uno siente; no me refiero a unos cuantos ejercicios para robustecer los abdominales y engrosar los bíceps.

Todo lo que sea parte de nuestro cuerpo necesita moverse. Tengo varios clientes con problemas en las rodillas, que lo único habían hecho para fortalecerlas era alzar la pierna hasta cierta altura. Esto hace trabajar una sola parte de los *cuádriceps* (músculos de los muslos). Una vez que logro que movilicen en su totalidad los cuadríceps, así como *todos* los músculos de la pierna (los de adelante, los de atrás y los de los costados), casi de inmediato comienzan a sentir la pierna más fuerte y menos dolor en la rodilla. También los hago trabajar todos y cada uno de sus músculos, desde el cuello hasta los hombros, las manos, el vientre, la espalda y los pies.

Completado el programa de ejercicios, mis clientes con problemas de rodilla sienten, específicamente, menos dolor en esta y, en general, en todo el cuerpo. Pueden caminar mayores distancias, lo cual significa vivir mejor y, a su vez, esto los lleva a sentirse mejor. Ya sea que de verdad se trate de un problema físico en las rodillas o simplemente de los achaques de la edad, mi programa de ejercicios los torna menos tiesos, más flexibles, más dinámicos y más vivos. A veces, el manejo del dolor implica elevar la calidad de vida. Ser capaz de disfrutar de una jornada es una gran motivación para continuar con los ejercicios.

Un experimento personal

Usted es su propio experimento. ¿Qué efectos tendrá este programa en usted? ¿Aumentará su densidad ósea? ¿La hará sentirse mejor? ¿Tendrá mejor aspecto? ¿Más energía? ¿Más entusiasmo para vivir? ¿Podrá programar salidas a las que antes les temía? ¿Disfrutará tanto de su nueva fortaleza que estará ansiosa por aplicarla y mejorarla?

Mis clientes respondieron afirmativamente a todas estas preguntas. Qué contestará usted, aún no lo sabemos; pero ya es hora de ponerse en marcha y ver qué puede hacer por sí misma. La acompaño deseándole una mejor salud corporal. Estoy segura de que podrá alcanzarla. ¡Buena suerte!

Consultar con el médico

Por supuesto, antes de iniciar cualquier programa de ejercicios usted debería consultar al médico. Puede mostrarle este libro y comprobar que él estima que es un método apropiado para usted en este momento. También puede ocurrir que le dé directivas especiales o le imponga algunas restricciones. En el camino hacia una salud mejor, usted y su médico deberían ser compañeros. Asegúrese de mantenerlo informado de todo lo que usted hace.

Algunos detalles preliminares

Antes de que comience el programa de ejercicios, quiero darle algunos consejos, de modo que arranque desde una base firme. Estos "trucos" harán que cada ejercicio resulte más efectivo, lo que la ayudará a alcanzar su objetivo más rápidamente. Parte de la eficacia del método Pilates deriva de que en él se presta suma atención a los detalles. ¡No los pase por alto!

Condicionamiento global: lo que es bueno para los abdominales lo es también para las pantorrillas

Mujeres y hombres se toman con las manos una parte del vientre y me dicen: "Quiero sacarme estos rollos". "¡Más ejercicios para la panza!", escucho gritar. Tengo dos argumentos que exponer ante estas personas (y si usted es una de ellas, ¡por favor, preste atención!):

1. Los músculos fuertes pueden ser firmes, pero sólo en una cierta medida es posible achatarlos. Si su panza sobresale por sobre sus pantalones vaqueros, además de hacer ejercicios físicos usted debe perder grasa.

2. Trabajar exclusivamente sobre una parte del cuerpo desequilibra todo el resto, y el desequilibrio causa dolor. Por ejemplo, en un programa Pilates bien armado, a un ejercicio para abdominales le sigue otro para la espalda, no sólo porque al fortalecerse este grupo muscular se compensa el fortalecimiento de los abdominales, sino además porque estos se estiran con dicho ejercicio.

Ir al centro ¡de inmediato!

El centro cumple un papel tan importante en todos los ejercicios de Pilates que, antes de iniciar su programa, es preciso que usted identifique su centro. Una vez conocida su ubicación, sabrá qué músculos deberían trabajar en cada ejercicio.

Simplemente tosa

La manera más rápida de identificar el centro es colocar las manos en la parte interior del hueso de la cadera y toser. Los músculos que uno siente contraerse son los abdominales profundos. Ellos mantienen el equilibrio del cuerpo, sustentan la parte baja de la espalda y los órganos, y –sí– achatan el vientre.

"Beso de las costillas" y "Ombligo arriba y adentro"

El "beso de las costillas" es un método que uso con mis clientes para ayudarlos a comenzar de inmediato a trabajar el centro. Este ejercicio no sólo es importante para todos los que le siguen, sino además para *la totalidad* de nuestras actividades cotidianas. Aconsejo que se lo practique a lo largo del día, todos los días, a fin de mejorar la alineación y la postura y para empezar a modelar los abdominales. El "beso de las costillas" puede hacer más por el modelado de los abdominales que todas las flexiones clásicas. Se trata de incorporar a todas las facetas de nuestra vida un nivel bajo pero constante de ejercitación.

Manera de realizarlo

Empecemos por lo más sencillo: haga el "beso de las costillas" acostada. Flexione las rodillas y coloque las plantas de los pies sobre el piso de modo que los talones queden a unos 30 cm de la cadera. Las manos deben estar apoyadas en el suelo, más allá de las caderas. Use los músculos que se encuentran por debajo del esternón para presionar sobre la columna y dejarla bien apoyada en el suelo. Aunque las caderas le queden levantadas, en este ejercicio no use los músculos de la cadera en absoluto. Debería sentir muy flojas las nalgas. Mientras presiona hacia abajo los abdominales superiores, imagine que las costillas, que están a uno y otro lado de esos abdominales, quieren darse un beso. Esta imagen del "beso" hará que siga trabajando el centro y que la columna continúe plana.

Luego, sin modificar la posición de la columna ni de las costillas, lleve ambos brazos por encima de la cabeza. Si realmente evita que la columna cambie de posición, la mayor parte de la gente no tiene flexibilidad suficiente para que sus manos toquen el piso por detrás. Si la columna permanece en su sitio, debe sentirse una tensión entre las costillas inferiores, donde trabajan los músculos del vientre, y un estiramiento de los hombros, en particular en la zona de las axilas. Dicha tensión obedece a la acción de los abdominales, que tratan de evitar que las costillas se separen.

Muchas personas, cuando se les pide que se paren derechas, de inmediato sacan pecho. El pecho debe continuar alineado. La protrusión del pecho dará como resultado que la baja espalda y las piernas deban compensar la falta de alineación, y esto dará origen a dolores de espalda, de cadera e incluso de rodilla. Para evitar esto, imagine que las costillas que se hallan por debajo del esternón han sido cosidas una a la otra o se están dando un "beso" tan fuerte que nada puede separarlas.

No separar las costillas

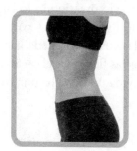

El beso

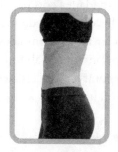

Abdominales relajados

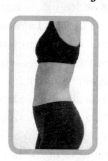

Ombligo arriba y adentro

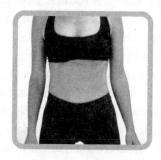

Cuando corrija su postura, no piense en sacar pecho sino más bien en estirar la columna, como para llegar con la coronilla al cielo raso. (Quizás esto haga parecer que su torso se agranda, pero también sus nalgas y su trasero parecerán más grandes si los músculos correspondientes deben trabajar de más para mantener cierta alineación y evitar que usted caiga de bruces). La zona lumbar debe presentar una curvatura natural. Cuando esté de pie, acerque el ombligo suavemente a la columna y llévelo hacia arriba y debajo de las costillas. La sensación es que los músculos del vientre se elevan y se separan de los de la cadera.

Una vez que aprenda a retraer los abdominales hacia arriba y por debajo de las costillas, podrá ver cómo se alza el ombligo. La suave presión ejercida sobre los abdominales al aproximar entre sí las costillas (o al realizar el "beso") pronto aumentará la fortaleza del centro.

Una ayuda extra para la panza

¿Leyó el apartado del Capítulo 3, titulado "¡Cuidado! Si los ejercicios para abdominales se realizan mal, la panza se agranda"? Si lo pasó por alto, es mejor que vuelva a ese punto antes de continuar leyendo. Las pautas siguientes pueden confirmarle si está o no haciendo correctamente sus ejercicios para abdominales.

En el trabajo con los abdominales, la regla número 1 es: *No permitir que la panza sobresalga.* Si quiere desarrollar músculos abdominales chatos (¿y quién no lo quiere?), mantenga el vientre plano durante los ejercicios. ¡Siga leyendo para conocer algunas tretas para conseguirlo!

Usted es un tambor

Está bien, no usted, pero sí sus abdominales. Haga este ejercicio acostada. Imagine que los músculos del vientre han sido estirados al máximo hasta las caderas. Están chatos y tirantes, sin sobresalir respecto de las caderas. Al realizar los ejercicios, trate de mantener los abdominales en esta misma posición: sean cuales fueren los movimientos, no relaje los abdominales, manténgalos tensos; pero, al flexionarlos, no deje que "se inflen". Esto no debería hacerse con esfuerzo, sino sólo con una leve tensión, a fin de mantener los músculos tirantes y chatos.

La "danza del vientre"
(¡Este ejercicio sólo debe ser practicado por personas con densidad ósea normal!)

En un ejercicio para abdominales en que uno sube y baja el torso, puede ser sumamente difícil mantener el vientre plano. Con este ejercicio, no sólo se lo mantendrá plano sino absolutamente cóncavo mientras se hacen las flexiones tradicionales.

Para empezar, siéntese derecha con las rodillas flexionadas y las plantas de los pies apoyadas sobre el suelo; los talones deben estar a unos 30 cm de las caderas. No baje el torso todavía; retraiga los abdominales inferiores (situados a unos 10 cm por debajo del ombligo) hacia la columna. Manténgalos así mientras empieza a bajar el torso muy lentamente. Luego, retraiga los abdominales que están a 5 cm por debajo del ombligo y, sin modificar la posición, agregue los que están inmediatamente por debajo del ombligo. Continúe bajando el torso mientras agrega cada grupo de abdominales situados a unos 5 cm de distancia, uno por uno. Baje hasta donde pueda, sin aflojar los músculos abdominales inferiores. Al incorporarse para volver a la posición inicial, refuerce los abdominales comenzando por los que están debajo del torso. Ahora vaya sumando abdominales de a 5 cm por vez.

Es posible que de esta manera su trabajo con los abdominales se complique, que no pueda hacer tantos ejercicios. Dedicará menos tiempo, pero los resultados serán mejores. ¡No tiene argumentos contra esto!

Vientres prominentes y mala postura

Hay personas a las que el vientre les cuelga por encima del cinturón, y sin embargo, no necesitan bajar de peso: sólo pararse derechas. Permanentemente veo mujeres que, cuando están de pie, parecería que usan zapatos con tacos de 12 cm. Las caderas les asoman por detrás, el torso avanza hacia delante y el vientre les cuelga de las costillas. Los músculos del vientre tienen la misión de contener y sustentar los órganos internos, y de dar apoyo a la columna. La mala postura no sólo hace que estas mujeres parezcan más gordas de lo que son, sino que, además, la falta de sustentación de la columna origina, típicamente, dolores de espalda. Si usted siente que su peso es adecuado para su estatura y tipo corporal, pero que tiene demasiado vientre, practique el ejercicio de alineación postural del Capítulo 3 (página 78).

¡Preparados, listos, ya!

Y bien: usted ya conoce las "Cinco Reglas de Oro" para evitar fracturas, aprendió a pararse derecha, a trabajar su centro y a mantenerse motivada. Es hora de comenzar con el programa propiamente dicho. ¡Buena suerte y que lo disfrute!

Capítulo 7

OsteoPilates:
Programas de ejercicios para aumentar la densidad ósea, reducir el riesgo de fracturas, mejorar la apariencia física ¡y sentirse maravillosamente!

Equilibrio

Ejercicio seguro para personas con baja densidad ósea

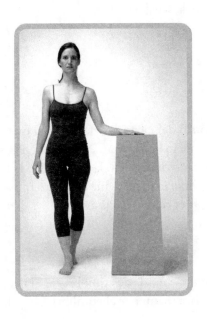 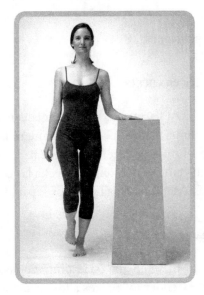

Postura inicial

Utilizando como apoyo una pared o la parte superior de un mueble cualquiera, párese con los pies juntos. No permita que los dedos miren hacia fuera ni hacia dentro.

Movimientos

A. Avance una pierna y coloque el talón del pie correspondiente tocando los dedos del otro pie. Asegúrese de que los dedos de ambos pies apunten hacia delante.

B. Levante lentamente una pierna hasta donde pueda sin perder la postura correcta.

Respiración

A. Manteniendo la posición, inhale y exhale dos veces con lentitud; luego, ponga el otro pie delante.

B. Inhale y levante la pierna. Exhale y bájela.

Repeticiones: 8.

Tener en cuenta

Al levantar la pierna en la versión B del ejercicio, no permita que la columna se "caiga" hacia delante ni la cadera hacia atrás. Normalmente, si su columna se "cae" es porque ha levantado demasiado la pierna. No la levante tanto y mantenga derecha la columna. Esto hará que el centro trabaje más. Mantenga los hombros separados y el centro hacia arriba.

Imagine esto

Imagine que está caminando por una cuerda de equilibrista. Si necesita extender los brazos a los costados para mantener el equilibrio, hágalo.

¿Por qué hacemos "Equilibrio"?

Este ejercicio mejora el sentido de equilibrio y la coordinación, lo que reducirá su riesgo de fracturas. Como cualquier otro grupo muscular, los músculos del equilibrio se tornan más fuertes y hábiles con la práctica. Cuanto más practique este ejercicio mejor será su equilibrio. Los músculos del equilibrio son los del centro. Un centro fuerte reduce el riesgo de caídas y confiere una sensación de soltura a todos los movimientos que se realizan durante la jornada.

Indicaciones principales

Para mayores detalles, vea el "Glosario de indicaciones principales".

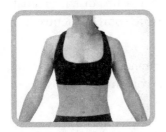
Hombros separados

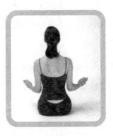
Columna recta

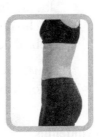
Centro hacia arriba

¡No haga esto!

Si al ejecutar el ejercicio "Equilibrio" en su versión B usted se "cae" (su torso deja de estar derecho), probablemente ello se deba a que levantó demasiado la pierna. Bájela para mantener la columna recta y los hombros separados.

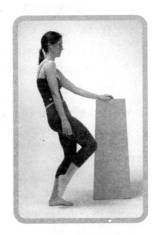

Respiración

Ejercicio seguro para personas con baja densidad ósea

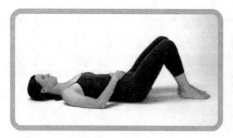 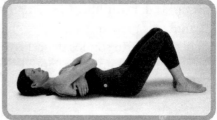

Postura inicial

A. Acuéstese de espaldas con las rodillas flexionadas y las plantas de los pies apoyadas en el suelo, separadas por una distancia igual al ancho de las caderas. Coloque una mano sobre el vientre, justo debajo del ombligo.

B. Igual que en la versión A, pero se cruzarán los brazos sobre el pecho, de modo tal de sentir las costillas con ambas manos.

Movimientos

A. Lleve el aire al vientre para que se expanda con cada inhalación. Al inhalar, debería sentir que la mano se eleva junto con el vientre, y que la parte inferior de la espalda se apoya más firmemente en el suelo.

B. Lleve el aire a los costados y a la parte posterior de las costillas. Con cada exhalación, imagine que está apretando las costillas inferiores para expulsar por completo el aire de los pulmones.

Repeticiones: 5 para cada tipo de respiración.

Tener en cuenta

Si su respiración es apropiada, su pecho y sus hombros no deben levantarse; si lo hacen, usted tiene un tipo de respiración irregular denominada "respiración accesoria". Es muy común en los fumadores, las personas que padecen de obstrucción pulmonar crónica, aquellas que sienten dolores en la baja espalda y aquellas en las que los músculos del vientre están demasiado contraídos como para expandirse en la inhalación. También la exagerada contracción de los músculos de los hombros puede contribuir a que se alcen pecho y hombros al inhalar.

¿Por qué debería usted modificar su patrón respiratorio? Varios estudios han demostrado que cuando se lleva el aire al vientre o a las costillas se reducen los dolores de cuello, hombros y baja espalda.

Importante

Con los ejercicios de tipo abdominal (como todos los de OsteoPilates), es preferible practicar la versión B de "Respiración". El resto del día, la versión A debería ser su forma natural de respirar. Si no lo es, practique la versión A y muy pronto llevará el aire al vientre sin siquiera pensarlo.

¿Por qué hacemos "Respiración"?

Todos los músculos –incluido el diafragma, que es nuestro principal músculo respiratorio– pueden endurecerse y tornarse inflexibles con el correr de los años. Los patrones respiratorios correctos necesitan práctica. Tal vez, la primera vez que practique estas formas de respirar, su vientre tiemble o las costillas se le pongan duras. Quizá no se muevan en la dirección que usted quiere darles. Siga practicando, y pronto se notará que el aire va al vientre y a las costillas naturalmente y sin ningún esfuerzo.

Indicaciones principales

Para mayores detalles, ver el "Glosario de indicaciones principales".

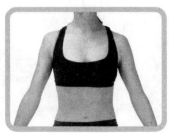

Hombros separados

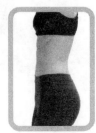

**Centro hacia arriba
(sólo en la versión B)**

¡No haga esto!

No deje que los hombros se aproximen a las orejas ni que la espalda se arquee separándose del piso. Tampoco permita que el tronco se eleve cuando inhala.

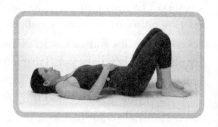

El puente

Ejercicio seguro para personas con baja densidad ósea

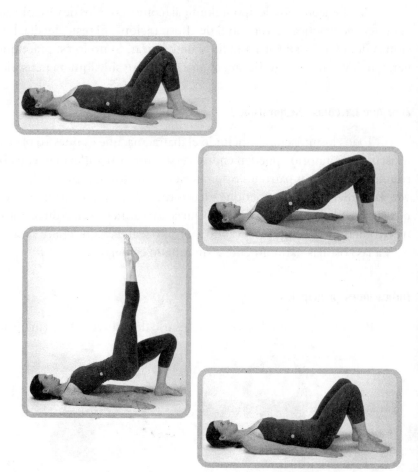

Postura inicial

Acuéstese de espaldas con las rodillas flexionadas y las plantas de los pies apoyadas en el suelo, separadas más o menos por un ancho de caderas. Estire la columna imaginando que el extremo inferior de la columna (sacro y cóccix) y la coronilla se apartan en direcciones opuestas.

Movimientos

Manteniendo estirada la columna todo lo posible sin que el extremo inferior se tuerza hacia arriba, levante las caderas. Sólo llévelas hasta una altura en que se sienta cómoda; no las levante tanto que los omóplatos se separen del suelo. Luego bájelas; el extremo inferior de la columna debe tocar el piso* al mismo tiempo que la parte inferior de la espalda.

Desafío

Cuando ya pueda mantener las caderas levantadas sin sentir molestia, trate de separar una pierna un par de centímetros del suelo, luego bájela y repita el movimiento con la otra pierna. A medida que cobre fuerza, levante más la pierna y comience a estirarla hacia el cielo raso.

Respiración

Exhale y levante las caderas. Inhale y bájelas.

Repeticiones: 4-8.

Tener en cuenta

Levante y baje la columna en una sola pieza, en lugar de vértebra por vértebra. Mantenga los hombros sobre el piso sin levantarlos hasta el cue-

---

* En todos los casos en que al explicar un ejercicio se hable del "piso" o del "suelo", debe entenderse la "colchoneta" si se emplea este elemento. [N. del T.]

llo. Para que trabajen los músculos internos de los muslos, no deje que las rodillas se abran.

Imagine esto

Imagine que todo el tronco, desde las caderas hasta la parte inferior
de los omóplatos, es una sola tabla de madera ancha y chata. Manténgala
chata y recta.

¿Por qué hacemos "El puente"?

Con este ejercicio se extiende la columna, permitiéndole cobrar fuerza y flexibilidad, lo cual contribuye a que se adopte una mejor postura. Como
podrá comprobar, también fortalece los músculos internos y posteriores de
los muslos.

Indicaciones principales

Para mayores detalles, vea el "Glosario de indicaciones principales".

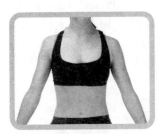
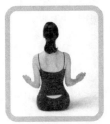
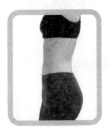

Hombros separados   *Columna recta*   *Centro hacia arriba*

¡No haga esto!

*No levante demasiado la cadera. Los
hombros deben quedar apoyados en el
suelo. Tampoco deben elevarse hacia las
orejas, sino más bien apretar la espalda.
No deje que se abran las rodillas.*

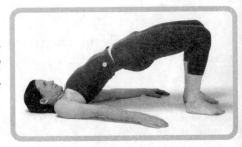

Elevaciones del pecho

Ejercicio seguro para personas con baja densidad ósea

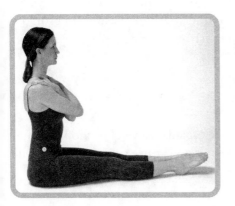

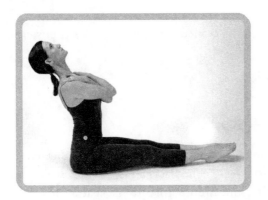

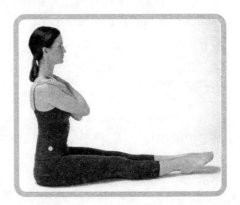

Postura inicial

Sentada en el suelo con las piernas extendidas hacia delante, o en una silla, cruce los brazos de modo de tocarse con cada mano el hombro opuesto. Cuide que la postura sea correcta y que la columna esté bien estirada. Los abdominales deben llevarse hacia arriba y debajo de las costillas sin levantar los hombros.

Movimientos

Arqueando la parte superior de la espalda, eleve el pecho hasta que mire el cielo raso. Controle que sólo se mueva la parte superior de la espalda, no la inferior ni el cuello.

Respiración

Inhale y estire el tronco. Exhale y vuelva a la posición inicial.

Repeticiones: 5-8

Tener en cuenta

Es fácil cometer el error de que el cuello realice en este ejercicio demasiado esfuerzo. No lo eche hacia atrás, ya que eso producirá dolor y dificultará la respiración. El movimiento hacia atrás de cabeza y cuello debe ser la resultante del elevamiento del pecho. Si los hombros se elevan o se sienten contraídos, probablemente es porque se ha dejado caer el cuello hacia atrás.

Imagine esto

El punto en que la columna se encuentra con el cuello no debe ser una "L" sino una "C" curvada suavemente. Cabeza y cuello tienen que verse como la prolongación de la columna, no un giro abrupto en el camino.

¿Por qué hacemos "Elevaciones del pecho"?

Este ejercicio da mayor fortaleza y flexibilidad para una postura correcta y un menor riesgo de fracturas. Al elevar el pecho hacia el cielo raso, se fomenta la flexibilidad de la parte superior de la espalda y la zona que se extiende entre hombro y hombro, al mismo tiempo que se robustecen los músculos de la espalda superior y del centro. Una postura más correcta permite efectuar las actividades cotidianas con soltura sin flexionar la columna (lo cual está totalmente prohibido para los osteoporósicos). Además, los estudios han demostrado que, aunque la densidad ósea sea baja, las columnas más fuertes tienen menos probabilidades de fracturarse.

Indicaciones principales

Para mayores detalles, vea el "Glosario de indicaciones principales".

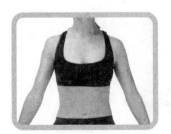
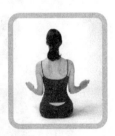
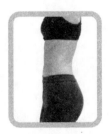

Hombros separados   *Columna recta*   *Centro hacia arriba*

¡No haga esto!

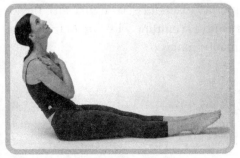

No levante el mentón en dirección al cielo raso ni flexione la columna. Si no le es posible estirar la columna con las piernas extendidas sobre el suelo, realice el ejercicio sentada en una silla.

La marioneta

Ejercicio seguro para personas con baja densidad ósea

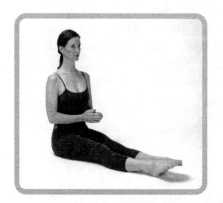 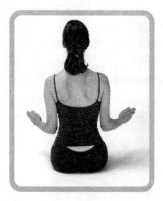

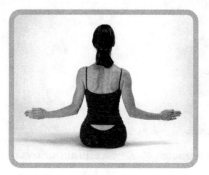

Postura inicial

Sentada en el suelo con las piernas extendidas, o en una silla, flexione los codos de modo que queden junto a la cintura, y los antebrazos, paralelos al piso con las palmas de las manos juntas.

Movimientos

Abra lentamente los antebrazos hacia los costados del cuerpo juntando suavemente los omóplatos. Luego vuelva a la posición inicial.

Desafío

Si lo desea, use pesas de mano. Sin embargo, entiendo que este ejercicio es muy isométrico y que la dificultad puede incrementarse tratando de aproximar más los omóplatos.

Respiración

Exhale y abra los antebrazos. Inhale y vuelva a la posición inicial.

Repeticiones: 12-16.

Tener en cuenta

Al realizar este ejercicio, asegúrese de que su espalda esté perfectamente alineada. En el caso ideal, si lo hiciese sentada contra una pared, debería sentir que las caderas, hombros y nuca la tocan. La intención debe ser mantener los codos en contacto con la cintura, aunque no siempre lo logren.

Si no le es posible mantener la espalda recta mientras está sentada en el suelo, haga el ejercicio sentada en una silla. Es fantástico cuando una ha estado mucho tiempo sentada delante de una computadora. ¡Ni siquiera es necesario abandonar el asiento!

Imagine esto

Imagine que sus hombros están atados a una silla mientras que sus antebrazos están libres. Haga rotar los brazos sólo en el rango de movimiento que eso le permitiría.

¿Por qué hacemos "La marioneta"?

El objetivo primordial es fortalecer los músculos que se hallan entre los omóplatos y estirar los que se encuentran delante de los hombros. Esta mayor fuerza y flexibilidad mejorarán su postura y, además, disminuirán su riesgo de fracturas porque le será más fácil evitar la flexión de la columna. Y no olvide que toda columna fortalecida disminuye el riesgo de fracturas. Como sucede con los demás ejercicios de OsteoPilates, usted trabajará para mejorar la fuerza de los músculos del centro, lo cual también fortalece el vientre y la columna.

Indicaciones principales

Para mayores detalles, vea el "Glosario de indicaciones principales".

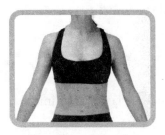

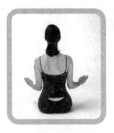

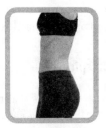

Hombros separados   *Columna recta*   *Centro hacia arriba*

¡No haga esto!

*No se recueste hacia atrás. Mantenga la colum-
na derecha y el centro muscular hacia arriba.
Recuerde: al recostarse, flexionará la columna,
¡un "no" mayúsculo para personas con osteoporosis!*

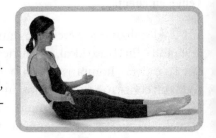

Rombos

Ejercicio seguro para personas con baja densidad ósea

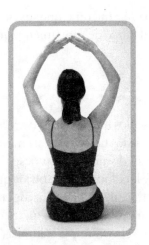

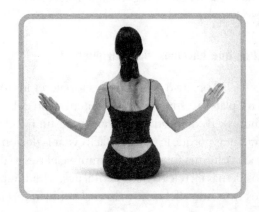

Postura inicial

Siéntese derecha en una silla, o hágalo en el suelo, con las piernas extendidas adelante. Los dedos de sus manos deberán tocarse por encima de su cabeza; los codos se abrirán. Suavemente, aproxime los omóplatos durante todo el ejercicio.

Movimientos

Baje los codos hasta la cintura. Vuelva a la posición inicial.

Desafío

Si se quiere aumentar el desafío para los hombros, agregue pesas de mano.

Respiración

Inhale y baje los codos. Exhale y haga una pausa. Inhale y vuelva a la posición inicial. Exhale y haga una pausa.

Repeticiones: 8-10.

Tener en cuenta

Si al estirar las piernas sobre el suelo no puede mantener la columna derecha, haga el ejercicio en una silla. De cualquier manera, el centro debe permanecer hacia arriba para fortalecerse y así contribuir al logro de una postura perfecta. Debe sentir que los omóplatos se juntan suavemente. Evite echar los hombros hacia delante.

Imagine esto

"Rombos" es el mejor amigo de las chicas. Evita que una quede encorvada.

¿Por qué hacemos "Rombos"?

Este ejercicio mejora la postura y reduce el riesgo de fracturas. Fortalece los músculos de la espalda superior y los abdominales, con lo cual se evita la postura encorvada. Al juntar los omóplatos, aumenta la flexibilidad de los músculos que se hallan delante de los hombros. Esto es muy importante, porque la mayoría de nosotros llevamos los hombros contraídos dado que las actividades más frecuentes que desarrollamos –conducir un automóvil, manejar una computadora, cocinar, limpiar la casa– hacen que los hombros tiendan a inclinarse hacia delante.

Indicaciones principales

Para mayores detalles, vea el "Glosario de indicaciones principales".

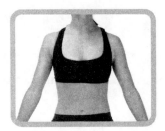 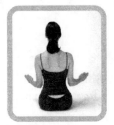 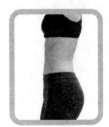

Hombros separados　　　*Columna recta*　　　*Centro hacia arriba*

¡No haga esto!

No se recueste hacia atrás. Si lo hace, flexionará la columna (algo prohibido para personas con osteoporosis). Tampoco lleve el mentón hacia delante; manténgalo paralelo al suelo, levemente echado hacia dentro.

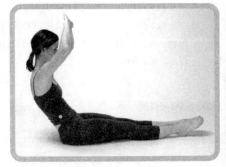

Doble patada de piernas

Ejercicio seguro para personas con baja densidad ósea

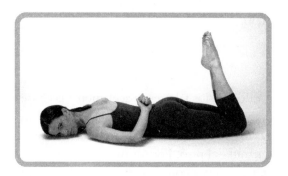

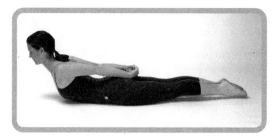

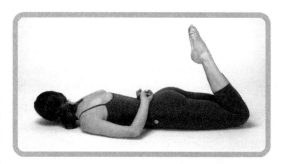

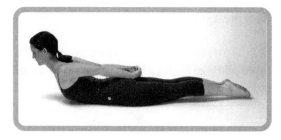

Postura inicial

Tendida boca abajo, rote la cara de modo que mire hacia la izquierda. Cruce las manos por detrás de la espalda, a la altura de la zona lumbar, y deje caer los codos hacia el suelo.

Movimientos

Flexione las rodillas de modo que los talones se acerquen a las caderas. Acérquelos más aún a las caderas con una doble patada. Luego, extienda las piernas hacia atrás mientras los brazos lo hacen en dirección a los pies. Cabeza, hombros y pecho se separan del piso. Por último, baje el pecho y vuelva a la posición inicial, aunque esta vez con el rostro mirando hacia la derecha.

Respiración

Exhale y dé la doble patada. Inhale y separe el pecho del suelo.

Repeticiones: 5-8.

Tener en cuenta

Cabeza y cuello deben constituir una extensión de la columna. Si usted no separa demasiado el pecho del piso, no debería mirar hacia arriba ni hacia el frente. Incluso si puede elevar mucho la columna, sólo debería mirar hacia el suelo, a unos 50 a 80 cm de usted, no hacia delante. Recuerde: no curve de más el cuello tratando de alzar demasiado la vista.

Imagine esto

Imagine que tiene las manos atadas a una soga que está unida a un cabrestante que eleva la parte superior de su espalda mientras extiende los brazos en dirección a los pies.

¿Por qué hacemos "Doble patada de piernas"?

El ejercicio apunta a estirar y fortalecer la columna, y a la vez a fortalecer la parte posterior de las piernas. Al apartar el tronco del suelo y extender las manos hacia atrás, usted apunta a una postura correcta. Una buena postura, así como una columna fuerte, disminuye el riesgo de fracturas.

Indicaciones principales

Para mayores detalles, vea el "Glosario de indicaciones principales".

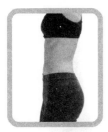

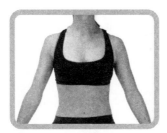

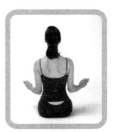

Centro hacia arriba

Hombros separados

Columna recta

¡No haga esto!

No eleve demasiado la vista. Mantenga la cabeza alineada con la columna. Al elevar el tronco, estire totalmente las piernas. Las rodillas deben estar siempre juntas, tanto al dar las patadas como al estirar las piernas.

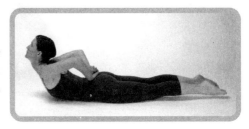

Doble estiramiento de piernas I

Ejercicio seguro para personas con baja densidad ósea

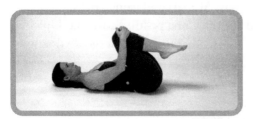

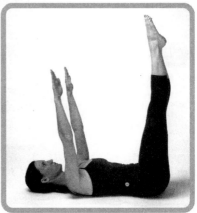

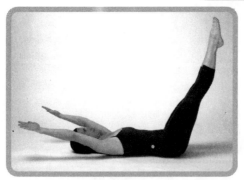

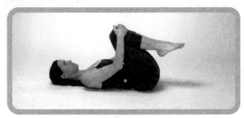

Postura inicial

Tendida de espaldas, flexione las rodillas y tómeselas con las manos. Luego, estire piernas y brazos de modo que miren bien hacia el techo. Es importante que, al comenzar el ejercicio, las rodillas estén directamente encima de las caderas, aun cuando para ello haya que flexionarlas un poco. Mantenga bien apoyada la espalda en el suelo.

Movimientos

Baje brazos y piernas hacia el suelo a la vez que se los separa entre sí. Luego, extienda los brazos hacia fuera y bájelos en círculo hacia las caderas. Una vez que las manos toquen las caderas, vuelva brazos y piernas a la posición inicial.

Respiración

Exhale y aparte entre sí brazos y piernas. Inhale y vuelva a la posición inicial.

Repeticiones: 4-8.

Tener en cuenta

No deje que la columna se separe del suelo. Las piernas deben estirarse hasta donde sea posible sin que la columna pierda el contacto con el piso. Incluso si usted es bastante fuerte, no podrá bajar demasiado las piernas si mantiene la columna pegada al suelo.

Imagine esto

Imagine que la coronilla y el extremo inferior de la columna se estiran y se separan entre sí. Esto permitirá alargar la columna en lugar de mantenerla apretada. Además, imagine que un bebé, un niño pequeño o su gato favorito se le sientan sobre el vientre, de modo tal que no puede alzar este último ni separar la columna del suelo.

¿Por qué hacemos "Doble estiramiento de piernas"?

Este ejercicio fortalece los músculos del centro y la columna, reduciendo el riesgo de fracturas de vértebras. Además, estira la columna vértebra por vértebra. ¡En lugar de achicarse, uno se agranda! (De hecho, algunos de mis clientes crecieron más de un centímetro después de haber practicado el programa OsteoPilates, como consecuencia del mejoramiento de la postura y del énfasis que pone este programa en los estiramientos).

Indicaciones principales

Para mayores detalles, vea el "Glosario de indicaciones principales".

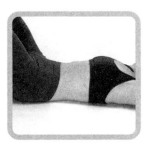

Columna bien apoyada

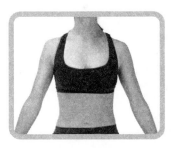

Hombros separados

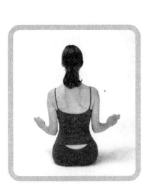

Columna recta

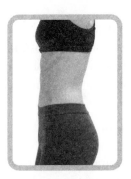

Centro hacia arriba

¡No haga esto!

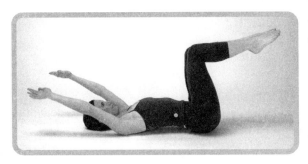

No deje que la columna se separe del suelo. En tal caso, el centro no trabaja. Si no le es posible mantener las piernas estiradas al máximo, estírelas hasta donde pueda para que el ejercicio contribuya también a la elongación de la parte posterior de las piernas.

Alzamiento de codos

Ejercicio seguro para personas con baja densidad ósea

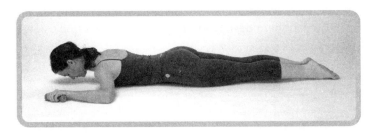

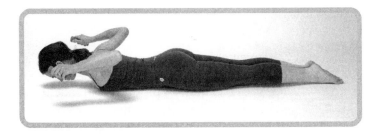

Postura inicial

Tiéndase boca abajo con los codos flexionados de modo que los brazos queden a los costados de la cabeza. Mantenga el centro hacia arriba y las piernas apretadas entre sí.

Movimientos

Eleve ambos brazos del suelo acercando los omóplatos. No deje que le cuelguen los codos: deben mantenerse a la altura de las manos.

Respiración

Exhale y eleve los brazos. Inhale y bájelos.

Repeticiones: 8-16.

Tener en cuenta

Los hombros deben presionar hacia la espalda, alejándose de las orejas, como si los estuviera deslizando hacia los bolsillos que están sobre las caderas.

Imagine esto

Imagine que está en un potro de tortura medieval. Como le tiran de la coronilla por un lado, y del extremo inferior de la columna por el otro, su cuello y columna se estiran. Esta imagen es aplicable a todos los ejercicios de OsteoPilates.

¿Por qué hacemos "Alzamiento de codos"?

Este ejercicio fortalece la columna y promueve una buena postura, reduciendo así el riesgo de fracturas. Al alzar los brazos, se estira la parte delantera de los hombros, con lo cual se liberan tensiones y se favorece la adquisición de una buena postura. Es difícil mantener los hombros hacia atrás si existen músculos que continuamente los empujan hacia delante. El estiramiento activo de la columna desde la coronilla hasta el cóccix, como el de las piernas, también libera tensiones y permite que haya más espacio entre las vértebras. En lugar de sentirse estrujada, se sentirá elongada.

Indicaciones principales

Para mayores detalles, vea el "Glosario de indicaciones principales".

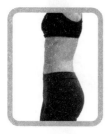 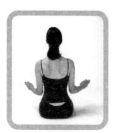 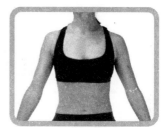

Centro hacia arriba   *Columna recta*   *Hombros separados*

¡No haga esto!

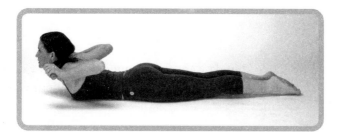

No mire hacia arriba mientras hace el ejercicio. Si mira hacia el piso, la columna permanecerá recta, larga y alineada. Tampoco relaje el centro, pues de lo contrario los músculos de la zona lumbar se hundirán y los sentirá estrujados. ¡Lleve el centro hacia arriba y elónguese!

El cien I

Ejercicio seguro para personas con baja densidad ósea

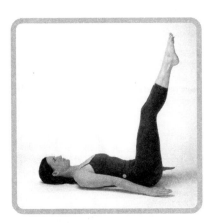 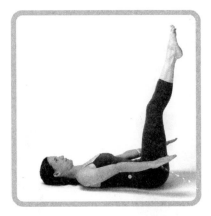

Postura inicial

Acostada de espaldas, eleve los brazos hasta unos 10 cm del piso, a la vez que los extiende más allá de las caderas. Levante las piernas, flexionadas, hasta que las rodillas estén directamente sobre las caderas, y estírelas hacia arriba lo más posible.

Movimientos

Mueva los brazos rápida y enérgicamente hacia arriba y hacia abajo, hasta una distancia de unos 10 cm del piso. Los movimientos deben ser cortos, veloces y firmes.

Respiración

Mueva los brazos 5 veces al inhalar. Exhale y muévalos 5 veces.

Repeticiones: 5-10 series de movimientos. Una serie abarca diez movimientos de los brazos en uno y otro sentido, o sea, una inhalación y una exhalación.

Tener en cuenta

La espalda debe apoyarse bien en el piso. Mantenga los brazos extendidos y firmes, no los deje fláccidos o endebles. No debe sentir tensión en el cuello y los hombros. En caso de sentirla, es porque los músculos del abdomen están trabajando demasiado; si es así, flexione un poco las rodillas y acérquelas al pecho.

Imagine esto

Elongue la columna imaginando que alguien tira de uno de sus cabellos, como si fuera la cuerda de una marioneta, y alarga la columna.

¿Por qué hacemos "El cien I"?

"El cien" fue pensado como un ejercicio a la vez abdominal y de respiración. Mientras se realiza (lo mismo que con *todos* los restantes ejercicios), practique "Respiración", versión B. Se fortalecen los músculos de los brazos y del centro, lo cual aumenta la capacidad de equilibrio y, por ende, reduce el riesgo de fracturas. Si los músculos de la parte posterior de la rodilla están contraídos, este ejercicio los volverá más flexibles, aumentando así la facilidad de movimiento y atenuando los dolores de la baja espalda.

Indicaciones principales

Para mayores detalles, vea el "Glosario de indicaciones principales".

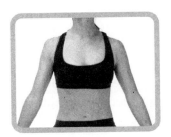 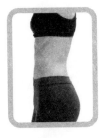 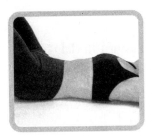

Hombros separados　　*Centro hacia arriba*　　*Columna bien apoyada*

¡No haga esto!

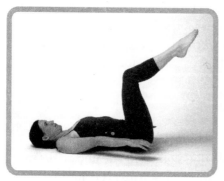

No permita que la espalda se separe del piso. No deje que los hombros se aproximen a las orejas; manténgalos presionando la espalda. No flexione las rodillas más de lo necesario. Mantenga las piernas lo más rectas posible para estirar los músculos posteriores de las piernas.

Estiramiento de la pierna hacia delante I

Ejercicio seguro para personas con baja densidad ósea

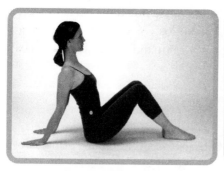 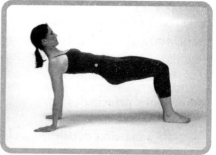

Postura inicial

Siéntese derecha con los pies apoyados en el suelo, separados entre sí por un ancho de caderas, y de estas unos 30 cm. Sostenga la espalda colocando las manos detrás de las caderas.

Movimientos

Levante las caderas suelo y luego vuelva a la posición sedente.

Desafío

Una vez elevadas las caderas, separe una de las piernas del piso. Repita con la otra pierna.

Respiración

Exhale y eleve las caderas. Inhale y vuelva a bajar.

Repeticiones: 4-8.

Tener en cuenta

Mantenga la columna recta y el vientre en alto. Los omóplatos deben intentar rozarse suavemente. Presione con los hombros hacia abajo, apartándolos de las orejas, para que no se aproximen al cuello. El peso del cuerpo debe distribuirse parejamente entre las manos y los pies.

Imagine esto

Imagine que debajo de sus caderas hay una pequeña fogata y que usted debe elevar el cuerpo para no quemarse.

¿Por qué hacemos "Estiramiento de la pierna hacia delante I"?

Este ejercicio refuerza la parte superior de la espalda, los brazos, el vientre y las caderas. La combinación de todos estos elementos fortalece los músculos que intervienen en la adopción de una mejor postura y, por ende, contribuyen a evitar la flexión de la espalda. Una columna y un centro más fuertes reducen el riesgo de fracturas. Además, la presión que se ejerce sobre las manos aumentará la densidad ósea en las muñecas.

Indicaciones principales

Para mayores detalles, vea el "Glosario de indicaciones principales".

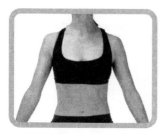 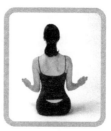 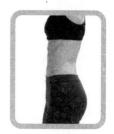

Hombros separados   *Columna recta*   *Centro hacia
                                                              arriba*

¡No haga esto!

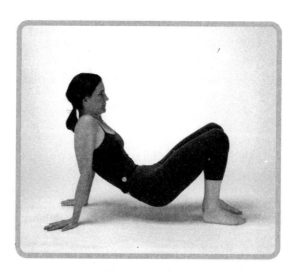

*No hunda el cuerpo colgándose de los hombros. No
ponga todo el peso en las manos. No flexione la columna ni se recueste hacia atrás.*

Estiramiento de la pierna hacia atrás I

Ejercicio seguro para personas con baja densidad ósea

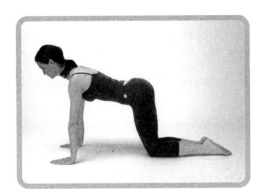

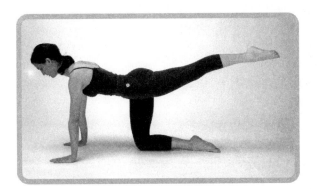

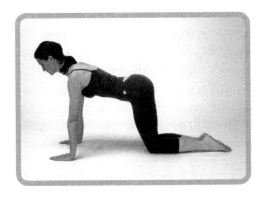

Postura inicial

Póngase en "cuatro patas", apoyada sobre manos y rodillas. No deje que se hunda la parte interior de la espalda ni que se curve la superior. Mantenga el centro hacia arriba y la columna estirada.

Movimientos

Estire la pierna izquierda hacia atrás y luego vuelva a la posición inicial. Repita con la pierna derecha.

Desafío

Mientras está levantada la pierna derecha, trate de separar del piso el brazo izquierdo y extenderlo hacia delante en dirección opuesta a la pierna. Repita con la otra pierna y el otro brazo.

Respiración

Exhale y levante la pierna. Inhale y vuelva a la posición inicial.

Repeticiones: 4-8 de cada lado.

Tener en cuenta

Para lograr la alineación perfecta de su columna, pídale a alguien que sostenga sobre ella una tabla de madera o una regla larga. Debe sentir que la parte posterior de la cabeza, el espacio que se encuentra entre los omóplatos y el extremo inferior de la columna tocan la madera. La nuca y la parte inferior de la espalda deben quedar separados de la madera por un pequeño espacio. (En muchos otros ejercicios puede controlarse la alineación de esta forma). Comprobará que si logra una buena alineación al estar en cuatro patas, o tendida de costado, le será mucho más fácil alcanzarla al estar sentada o de pie.

Imagine esto

Imagine que su torso está apretado –como si fuera el interior de un sándwich– entre el cielo raso y el piso. No le será posible arquearse o combarse.

¿Por qué hacemos "Estiramiento de la pierna hacia atrás I"?

Al trabajar en una postura que no es la sedente ni de pie, este ejercicio se centra en lograr una alineación que mejorará la postura general del cuerpo. También fortalece los hombros, la columna, los músculos posteriores de las piernas y los del centro. El fortalecimiento de la columna y del centro mejora el equilibrio y reduce el riesgo de fracturas.

Indicaciones principales

Para mayores detalles, vea el "Glosario de indicaciones principales".

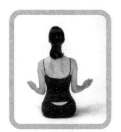 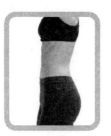 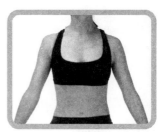

Columna recta   *Centro hacia arriba*   *Hombros separados*

¡No haga esto!

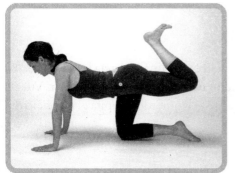

No hunda la columna ni la arquee. No adelante el mentón: manténgalo retraído. Si al practicar este ejercicio su mirada está en cualquier parte menos en el piso, controle su alineación.

La sirena

Ejercicio seguro para personas con baja densidad ósea

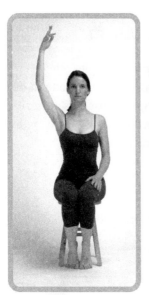 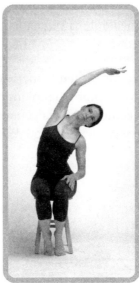 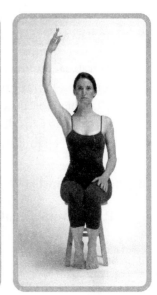

Postura inicial

Sentada en un banco o banqueta firme, extienda el brazo derecho y llévelo por encima de la cabeza. Asegúrese de que el hombro derecho presiona hacia abajo al estirar la mano derecha hacia el cielo raso.

Movimientos

Mire bien hacia delante y comience a inclinarse hacia la izquierda. La cadera derecha debe presionar firmemente sin moverse de su lugar. Vuelva al centro, baje el brazo derecho, levante el izquierdo y repita el ejercicio del otro lado.

Desafío

Haga este ejercicio sentada en el suelo con las piernas extendidas hacia delante.

Respiración

Inhale y estírese hacia el cielo raso. Exhale e inclínese al costado. Inhale y haga una pausa en esa posición. Exhale y vuelva a la posición inicial.

Repeticiones: 3-6 de cada lado.

Tener en cuenta

Asegúrese de que al inclinarse al costado no hace una torsión con la columna. Puede imaginar que se ha fijado a la espalda una plancha de madera terciada y que durante todo el ejercicio tiene que mantener los dos omóplatos en contacto con ella. También es útil, para no hacer torsión, mirar bien adelante y no al suelo. La torsión anula la finalidad del ejercicio, amén de estar prohibida para los osteoporósicos.

Imagine esto

Para aumentar la elongación de los costados del cuerpo, imagine que, sin dejar de tener ambas caderas apoyadas en el suelo, al inclinarse hacia el costado se recuesta sobre una pelota de gran tamaño. ¡Si tiene una pelota de esferodinamia mediana, puede usarla!

¿Por qué hacemos "La sirena"?

Este ejercicio elonga los costados de la columna y fortalece los músculos del centro. Muchas personas tienen un lado de la espalda más contraído o menos flexible que el otro. "La sirena" comienza a corregir este desequilibrio. Por lo tanto, no se extrañe si al principio no puede inclinarse en igual medida a un lado que al otro.

Indicaciones principales

Para mayores detalles, vea el "Glosario de indicaciones principales".

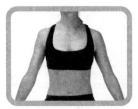

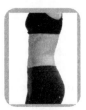

Hombros separados   ***Centro hacia***
arriba

¡No haga esto!

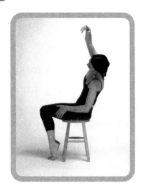

*No se recueste. No haga torsión. Junte suave-
mente los omóplatos para mantener los hombros
en su lugar.*

Remar

Ejercicio seguro para personas con baja densidad ósea

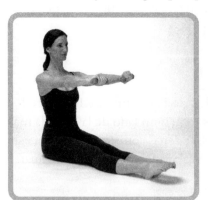

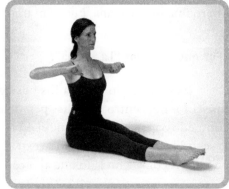

Postura inicial

Siéntese derecha en el suelo con las piernas extendidas hacia delante. Como opción si en esta posición no logra mantener la columna recta, realice el ejercicio sentada en una silla. Extienda los brazos hacia delante.

Movimientos

Junte los omóplatos y acerque ambas manos a los hombros.

Desafío

Agregue pesas de mano.

Respiración

Inhale y "reme". Exhale y vuelva a la posición inicial.

Repeticiones: 8-16.

Tener en cuenta

Asegúrese de estar sentada derecha. Comience el ejercicio acercando los omóplatos. Mantenga los hombros bajos y el centro hacia arriba.

Imagine esto

Imagine que está remando en un denso cenagal. Agregue presión y resistencia al movimiento.

¿Por qué hacemos "Remar"?

Este ejercicio contribuye a mejorar la postura, al fortalecer los músculos que se encuentran entre los omóplatos al par que los del centro, mejorando así el equilibrio y reduciendo el riesgo de fracturas.

Indicaciones principales

Para mayores detalles, vea el "Glosario de indicaciones principales".

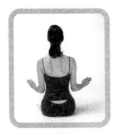

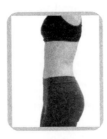

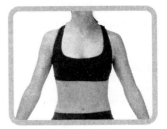

Columna recta   **Centro hacia**   **Hombros separados**
arriba

¡No haga esto!

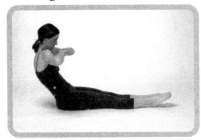

No se recueste ni flexione la columna. No adelante el mentón; manténgalo retraído. No deje que los músculos abdominales se relajen. Lleve el centro hacia arriba.

Estiramiento del hombro

Ejercicio seguro para personas con baja densidad ósea

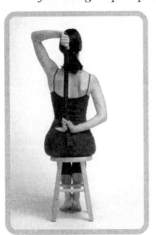

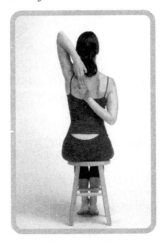

Postura inicial

Siéntese derecha sobre un banco o banqueta. Tome una toalla con la mano izquierda y déjela colgar por detrás del hombro izquierdo. Mantenga el codo izquierdo hacia atrás, casi fuera de la visión periférica.

Movimientos

Tome el extremo inferior de la toalla con la mano derecha. Hágala "caminar" hacia arriba por la toalla, acercándola lo más posible a la izquierda. Con el tiempo, tal vez pueda aproximar las dos manos hasta punto tal de no necesitar la toalla.

Respiración

Inhale y exhale profundamente mientras se mantiene el estiramiento.

Repeticiones: 90 segundos de cada lado.

Tener en cuenta

Mantenga la columna derecha. Suba por la toalla sólo hasta donde pueda llegar sin molestias; no se estire de más. Si no puede mantener la posición durante 90 segundos es porque hay un sobreestiramiento.

Imagine esto

Imagine que quiere rascarse ese punto de la espalda al que es tan difícil llegar, y que además está apretada entre dos tablas que no le permiten ningún movimiento hacia delante o hacia atrás.

¿Por qué hacemos el "Estiramiento del hombro"?

La contracción de los músculos del hombro suele impedir una buena postura, porque dichos músculos hacen que la parte superior de la espalda se curve o forme una joroba. Estirarlos facilita la buena postura. Llevar el centro hacia arriba fortalecerá sus abdominales y su columna y reducirá su riesgo de fracturas.

Indicaciones principales

Para mayores detalles, vea el "Glosario de indicaciones principales".

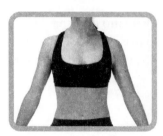
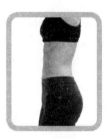
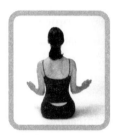

Hombros separados   *Centro hacia arriba*   *Columna recta*

¡No haga esto!

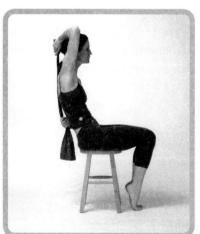

No se recueste. No relaje los abdominales. Siéntese derecha y lleve el centro hacia arriba.

Encogimiento de hombros

Ejercicio seguro para personas con baja densidad ósea

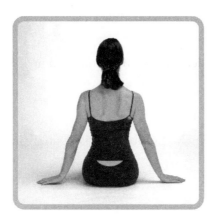

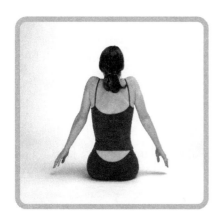
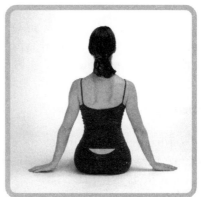

Postura inicial

Siéntese derecha en una silla o en el suelo, con las piernas extendidas hacia delante. Junte los omóplatos suavemente.

Movimientos

Aleje los hombros con fuerza de las orejas, presionando hacia abajo. Relaje. Ahora acerque los hombros a las orejas.

Desafío

Agregue pesas de mano, comenzando con un kilo o un kilo y medio.

Respiración

Inhale y presione los hombros hacia abajo. Exhale y encójalos.

Repeticiones: 8-16.

Tener en cuenta

Evite la tendencia a hundir la baja espalda. Manténgala hacia delante mientras eleva el centro. El movimiento de los hombros debe ser lo más amplio posible.

Imagine esto

Imagine que es una tortuga y que alternadamente saca la cabeza del caparazón y vuelve a introducirla en él. Asegúrese de no encorvar la parte superior de la espalda.

¿Por qué hacemos "Encogimiento de hombros"?

Aunque en una primera impresión podría pensarse que se está incrementando la presión de los hombros, en realidad este ejercicio la reduce tanto en los hombros como en el cuello. La fuerza que da a los hombros también puede contribuir a aliviar los dolores de cuello. Es un ejercicio magnífico para quienes pasan mucho tiempo sentados. "Encogimiento de hombros" mejora la postura, ya que fortalece los músculos que sustentan una alineación correcta.

Indicaciones principales

Para mayores detalles, vea el "Glosario de indicaciones principales".

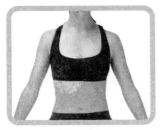
Hombros separados

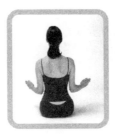
Columna recta

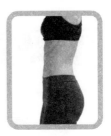
Centro hacia arriba

¡No haga esto!

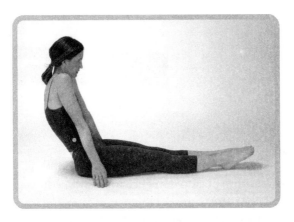

No deje que la espalda se hunda hacia atrás. Siéntese derecha. Al encogerse de hombros, no lo haga curvándolos hacia delante. Junte sus omóplatos.

Patadas laterales I: Adelante/Atrás

Ejercicio seguro para personas con baja densidad ósea

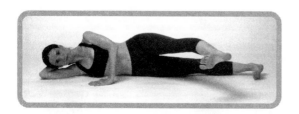

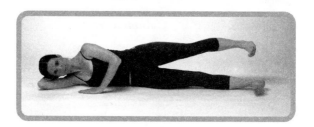

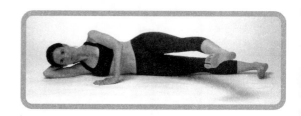

Postura inicial

Recuéstese sobre el lado derecho, formando con las piernas una "L" suave (llévelas un poco adelante del torso, que estará recto). Tanto los hombros como las caderas deben estar alineados. La mano izquierda se apoya en el piso.

Movimientos

Levante la pierna izquierda unos 10 cm, flexione el pie y lleve la pierna hacia delante hasta donde pueda sin que se muevan hombros y caderas. Al finalizar este adelantamiento de la pierna, dé con ella una pequeña patada. Luego llévela hacia atrás y dé dos pequeñas patadas en esa dirección.

Desafío

Realice el ejercicio sin apoyar la mano en el piso. Mantenga quietos hombros y caderas.

Respiración

Inhale y lleve la pierna hacia delante. Exhale y llévela hacia atrás.

Repeticiones: 8. Repita con la otra pierna.

Tener en cuenta

En este ejercicio es muy importante mantener el torso quieto. Esto hace que trabajen los músculos de la columna, del centro y de la pierna. Si no lo hace, simplemente estará revoleando la pierna. Se dará cuenta de que no podrá llevar mucho la pierna hacia atrás si mantiene quieta la columna. La cintura debe estar separada del suelo. Aunque no pueda poner la mano debajo de la cintura, esa es la intención.

Imagine esto

Imagine que le han puesto una madera entre el hombro y la cadera. No la deje caer.

¿Por qué hacemos "Patadas laterales I: Adelante/Atrás"?

Este ejercicio fortalece los músculos exteriores de las piernas, la columna y el centro, a la par que mejora la coordinación; esto, a su vez, reduce el riesgo de fracturas. Piernas fuertes permiten estar de pie y caminar con mucho menos esfuerzo –no se fatigará tan fácilmente–.

Indicaciones principales

Para mayores detalles, vea el "Glosario de indicaciones principales".

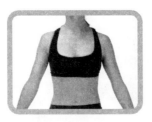 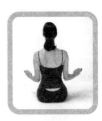

Hombros separados   *Columna recta*

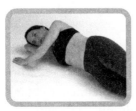 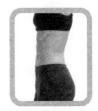

Caderas alineadas...   *Centro hacia arriba*

¡No haga esto!

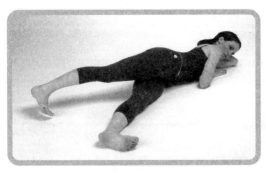 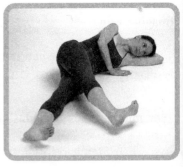

No eche el torso y la cadera hacia delante cuando la pierna va hacia atrás.   *No eche el torso y la cadera hacia atrás cuando la pierna patea hacia delante.*

Patadas laterales II: Pequeños círculos

Ejercicio seguro para personas con baja densidad ósea

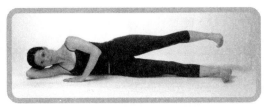

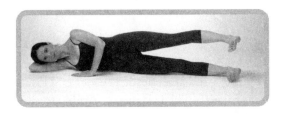

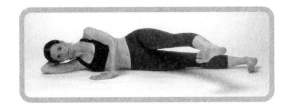

Postura inicial

Recúestese sobre el lado derecho, formando con las piernas una "L" suave (llévelas un poco adelante del torso, que estará recto). Tanto los hombros como las caderas deben estar alineados. La mano izquierda se apoya en el piso.

Movimientos

Flexione el pie izquierdo y realice con la parte superior de la pierna pequeños círculos de 20 a 25 cm de diámetro.

Desafío

Separe la mano izquierda del piso y haga que su centro y su columna trabajen más.

Respiración

Inhale durante 2 círculos. Exhale durante 2 círculos.

Repeticiones: 8-16 en cada dirección. Repita con la otra pierna.

Tener en cuenta

Mantenga los dedos de los pies apuntando al frente y no al cielo raso (ni siquiera un poco) y trabajará desde la cadera. Si los dedos apuntan al techo trabaja más la parte frontal de la pierna. Ambas formas son útiles. Pruebe alternar una y otra. Separe la cintura del piso. Aunque no pueda meter la mano bajo la cintura, esa es la intención.

Imagine esto

Imagine que usted está acostada junto a una pared y que sus hombros y caderas se frotan levemente contra esta. No deje que se aparten de la pared ni presionen contra ella. No tiene por qué imaginarlo: ¡pruebe a ver si logra hacerlo!

¿Por qué hacemos "Patadas laterales II: Pequeños círculos"?

Este ejercicio fortalece los músculos exteriores de las piernas, los del centro y la columna, a la vez que mejora la coordinación, con lo cual se reduce el riesgo de fracturas. Piernas fuertes permiten estar de pie y caminar con mucho menos esfuerzo –no se fatigará tan facilmente–.

Indicaciones principales

Para mayores detalles, vea el "Glosario de indicaciones principales".

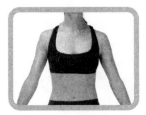

Hombros separados

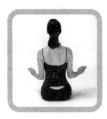

Columna recta

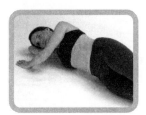

Caderas alineadas...

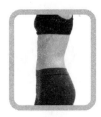

Centro hacia arriba

¡No haga esto!

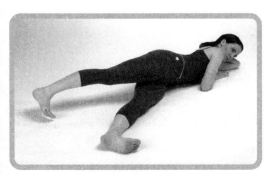

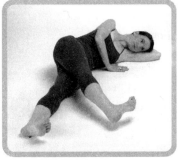

No eche el torso y la cadera hacia delante cuando la pierna va hacia atrás.

No eche el torso y la cadera hacia atrás cuando la pierna va hacia adelante.

Patadas laterales III: Elevación de la pierna de abajo

Ejercicio seguro para personas con baja densidad ósea

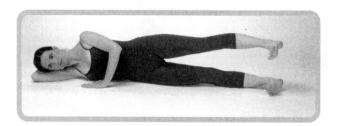

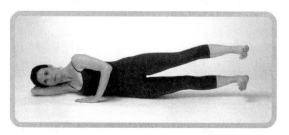

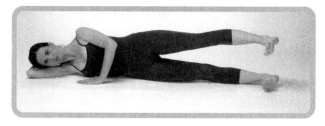

Postura inicial

Recuéstese sobre el lado derecho, formando con las piernas una "L" suave (llévelas un poco adelante del torso, que estará recto). Tanto los hombros como las caderas deben estar alineados. La mano izquierda se apoya en el piso.

Movimientos

Levante la pierna izquierda unos 10 a 12 cm y manténgala ahí estática, por el resto del ejercicio. Luego levante la derecha hasta que toque la izquierda. Baje la pierna derecha y vuelva a levantarla la cantidad de veces indicada.

Desafío

Separe la mano izquierda del piso y haga que el centro y la columna trabajen más.

Respiración

Inhale y levante la pierna derecha. Exhale y vuélvala a su posición inicial.

Repeticiones: 8. Repita con la otra pierna.

Tener en cuenta

Al levantar la pierna de abajo, no rote la cadera hacia atrás. En este ejercicio es fácil que los pies adopten posiciones extrañas; manténgalos flexionados y apuntando bien hacia delante. Separe la cintura del piso. Aunque no pueda meter la mano bajo la cintura, la intención es esa.

Imagine esto

Imagine que sus pies presionan contra una superficie plana, y usted siente que el dedo gordo, el meñique y el talón empujan parejamente contra ella.

¿Por qué hacemos "Patadas laterales III: Elevación de la pierna de abajo"?

Este ejercicio aumenta la fuerza de los músculos internos del muslo, el centro y la columna, con lo cual mejora el equilibrio y se reduce el riesgo de fracturas.

Indicaciones principales

Para mayores detalles, vea el "Glosario de indicaciones principales".

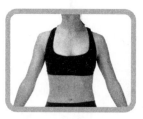

Hombros separados

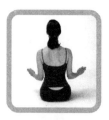

Columna recta

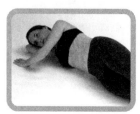

Caderas alineadas...

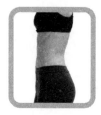

Centro hacia arriba

¡No haga esto!

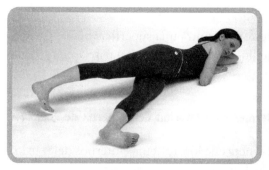
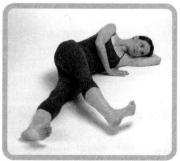

No incline el torso y las caderas hacia delante ni hacia atrás al subir y bajar la pierna.

Patadas laterales IV: Rotaciones

Ejercicio seguro para personas con baja densidad ósea

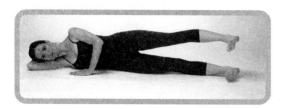

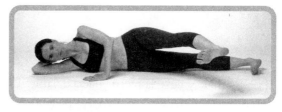

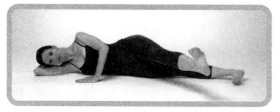

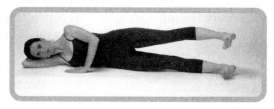

Postura inicial

Recuéstese sobre el lado derecho, formando con las piernas una "L" suave (llévelas un poco adelante del torso, que estará recto). Tanto los hombros como las caderas deben estar alineados. La mano izquierda se apoya en el piso.

Movimientos

El pie izquierdo debe flexionarse, y los dedos, apuntar bien hacia el frente. Lleve el pie a unos 20 a 25 cm delante de usted. Rote la pierna entera, de modo tal que la rodilla y los dedos del pie miren hacia arriba. Luego, hágalos girar para que miren nuevamente hacia delante y vuelva la pierna a su posición inicial.

Desafío

Separe la mano izquierda del piso y haga que el centro y la columna trabajen más.

Respiración

Inhale y lleve la pierna hacia delante. Exhale y rote la pierna. Inhale y "desrótela". Exhale y vuélvala a la posición inicial.

Repeticiones: 8. Repita con la otra pierna.

Tener en cuenta

Debe sentir que la rotación parte de la cadera. El movimiento de la rodilla y del pie no es más que una consecuencia de la rotación de la cadera. Separe la cintura del piso. Aunque no pueda meter mano bajo la cintura, esa es la intención.

Imagine esto

Imagine que la pierna que trabaja está bajo un escotillón, y que el pie empuja para abrir el escotillón y luego permitie volver a cerrarse.

¿Por qué hacemos "Patadas laterales IV: Rotaciones"?

Este ejercicio fortalece las piernas, los músculos del centro y la columna, todo lo cual mejora el equilibrio y reduce el riesgo de fracturas.

Indicaciones principales

Para mayores detalles, vea el "Glosario de indicaciones principales".

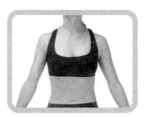 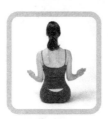

Hombros separados *Columna recta*

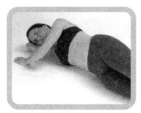 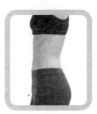

Caderas alineadas... *Centro hacia arriba*

¡No haga esto!

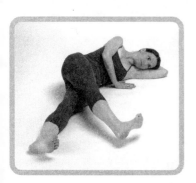

No lleve la cadera y torso hacia atrás cuando la pierna se adelanta y rota.

Patada de una sola pierna

Ejercicio seguro para personas con baja densidad ósea

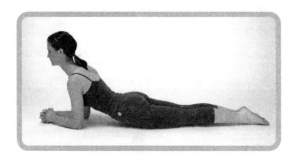

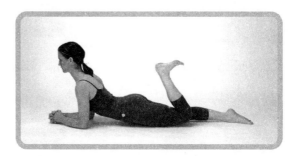

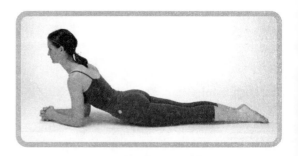

Postura inicial

Acostada boca abajo, apóyese en los codos y cruce las manos delante de usted. Levante el vientre del piso acercándolo a la columna. Las piernas están bien juntas y estiradas, alejándose de las caderas.

Movimientos

Flexione la rodilla izquierda y dé con esa pierna una doble patada en dirección a la cadera. Luego, estire la pierna apoyándola en el suelo. Repita con la otra pierna.

Desafío

Levante la pierna que trabaja unos 2 o 3 cm por encima del suelo. Al dar la doble patada, mantenga un espacio de 2 o 3 cm bajo el muslo. Asegúrese de que las piernas estén juntas: no deje que se abran.

Respiración

Exhale al dar la doble patada. Inhale y extienda la pierna hasta la posición inicial.

Repeticiones: 8 de cada lado.

Tener en cuenta

Cuando se acerca el talón a la cadera, las dos rodillas deben seguir pegadas. No deje que el pie de la pierna que trabaja se aparte del centro hacia la cadera del lado opuesto. Los hombros deben presionar hacia el piso y alejarse de las orejas. Mantenga la columna extendida.

Imagine esto

Imagine que usted es una foca que está haciendo equilibrio con una pelota colocada en su cabeza, y que además intenta acercar la pelota al cielo raso. Estire y extienda lo más posible la columna hacia arriba.

¿Por qué hacemos "Patada de una sola pierna"?

Este ejercicio fortalece los músculos de la parte posterior de las piernas, del centro y de la columna. Mientras la parte posterior de las piernas trabaja, los músculos anteriores del muslo, o cuádriceps, se estiran. La mayor fuerza en las piernas le dará más resistencia para caminatas prolongadas.

Indicaciones principales

Para mayores detalles, vea el "Glosario de indicaciones principales".

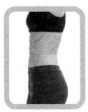

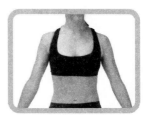

Centro hacia arriba   *Hombros separados*

¡No haga esto!

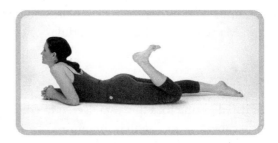

No afloje los hombros; presione con ellos hacia abajo. Tampoco hunda la cintura. Lleve hacia arriba todos los músculos del centro. No deje que se separen las piernas, manténgalas juntas.

Estiramiento de una sola pierna I

Ejercicio seguro para personas con baja densidad ósea

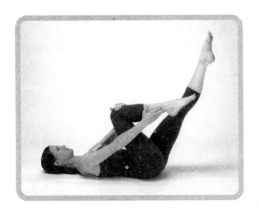

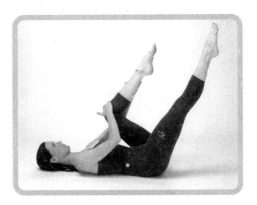

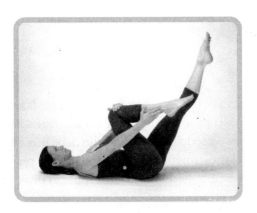

Postura inicial

Acuéstese de espaldas apoyando bien la columna. Ponga la mano izquierda en la rodilla derecha y la mano derecha en el tobillo derecho. La pierna izquierda se extiende hacia arriba. La pierna izquierda debe estar a una altura lo suficientemente baja como para sentir una moderada presión en los abdominales.

Movimientos

Cambie de pierna, tomando la rodilla izquierda con la mano derecha y apoyando la mano izquierda sobre el tobillo izquierdo. A continuación, vuelva a cambiar. Advertirá que en la segunda foto la pierna flexionada está un poco más alta que en la foto anterior. Flexione la pierna hasta donde no sienta molestias. Si siente alguna molestia en las rodillas, no las flexione tanto.

Desafío

Baje la pierna extendida para aumentar el trabajo de los abdominales.

Respiración

Inhale durante 2 cambios de piernas y exhale durante 2 cambios de piernas.

Repeticiones: 8-16 cambios de piernas.

Tener en cuenta

Este es un ejercicio muy activo. Incluso cuando usted acerca la rodilla al tronco con la mano, esa rodilla procura alejarse. La mano que toca el tobillo debe presionarlo, del mismo modo en que el tobillo debe presionar la mano. Mantenga la energía del movimiento. Evite la tendencia a redondear los hombros, abriéndolos y manteniéndolos chatos sobre el piso.

Imagine esto

Imagine una masa de energía que circula a través de su cuerpo: parte del pecho, atraviesa los brazos, baja por el muslo de la pierna flexionada, sube por el vientre y retorna al pecho.

¿Por qué hacemos "Estiramiento de una sola pierna I"?

Este ejercicio mejora la coordinación a la vez que fortalece los músculos del centro, de la columna y de las piernas. Los científicos han demostrado que los individuos con fuertes músculos en la parte trasera del cuerpo tienen menos probabilidades de fracturarse.

Indicaciones principales

Para mayores detalles, vea el "Glosario de indicaciones principales".

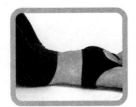
Columna bien apoyada

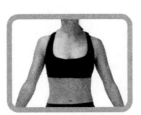
Hombros separados

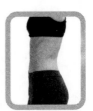
Centro hacia arriba

¡No haga esto!

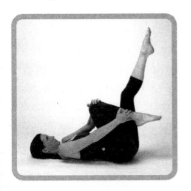

No levante la columna del suelo. Si esto sucede y los músculos del vientre se tornan prominentes, se está bajando demasiado la pierna extendida. No redondee los hombros: manténgalos separados y planos.

Estiramientos

Ejercicio seguro para personas con baja densidad ósea

Estiramiento de la zona lumbar

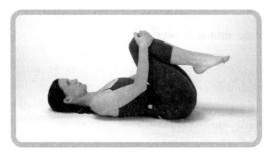

Acuéstese de espaldas y tómese las rodillas acercándolas al pecho.

Estiramiento de los músculos de la parte posterior de la rodilla

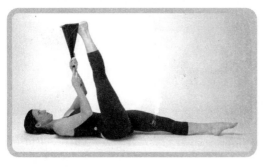

Acuéstese de espaldas y tómese la rodilla derecha acercándola al pecho. Rodee con una toalla el arco del pie derecho. Estire la pierna lo más que pueda. Si puede estirarla bien, tire de ella con la toalla acercándola al tronco. La parte posterior del muslo izquierdo debe presionar contra el piso. Repita del otro lado.

Estiramiento del cuádriceps

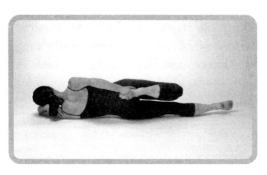

Acuéstese sobre el lado izquierdo y flexione la pierna derecha, llevando el pie hacia atrás. Tómese el pie con la mano del mismo lado y acérquelo a la cadera. Repita del otro lado.

Respiración

Respire profundamente mientras estira.

Repeticiones: Dedique 90 segundos a cada ejercicio.

Tener en cuenta

Estiramiento de la zona lumbar: No deje que el mentón se proyecte hacia el pecho; manténgalo retraído y presionando activamente hacia la parte posterior del cuello.

Estiramiento de los músculos de la parte posterior de la rodilla: No se preocupe si tiene problemas para extender la pierna. Siga practicando: su flexibilidad aumentará rápidamente.

Estiramiento del cuádriceps: Si no le es posible tomarse el pie con la mano, no se preocupe. Con el ejercicio anterior se estiran también los cuádriceps de la pierna que está apoyada en el suelo. Presiónela contra el piso. Pronto será lo suficientemente flexible como para practicar este ejercicio también.

Imagine esto

Cada vez que haga un estiramiento, imagine que empuja en dos direcciones. Para el de la parte inferior de la espalda, empuje las nalgas hacia usted, y las caderas hacia abajo. Para el de los músculos posteriores de las piernas, tire hacia usted la pierna agarrada por la toalla, empuje las caderas hacia abajo y presione activamente contra el suelo la pierna que ha quedado apoyada en él. Para el del cuádriceps, empuje el pie hacia la cadera y al mismo tiempo estire la rodilla de esa pierna en dirección al pie que quedó en el suelo.

¿Por qué hacemos "Estiramientos"?

Mayor flexibilidad equivale a mayor soltura de movimiento. Varios estudios han demostrado que el aumento de la flexibilidad contribuye a incrementar la fortaleza. La flexibilidad de la zona lumbar hace que disminuyan los dolores de esa zona; la de los músculos de la parte posterior de la rodilla permite realizar un mayor número de actividades sin flexionar la columna (prohibición osteoporósica) y también disminuye los dolores de la baja espalda; la de los cuadríceps cumple también esta última función, amén de mejorar la postura y facilitar cualquier movimiento.

Indicaciones principales

Para mayores detalles, vea el "Glosario de indicaciones principales".

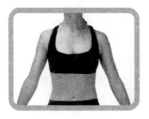

Hombros separados

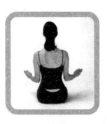

Columna recta

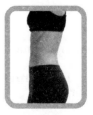

Centro hacia arriba

El cisne I

Ejercicio seguro para personas con baja densidad ósea

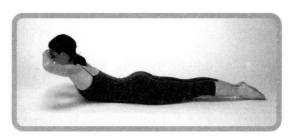

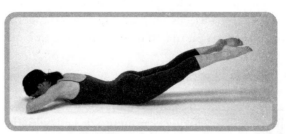

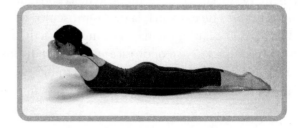

Postura inicial

Acuéstese boca abajo apoyando la frente en el dorso de las manos. Junte bien las piernas y levante la cintura hacia la columna.

Movimientos

Sin soltar la frente de las manos, levante la cabeza, hombros y brazos del suelo. Cuando esta parte superior del cuerpo baja otra vez hasta el suelo, las piernas se levantan. A continuación, bajan las piernas y se levanta la parte superior del cuerpo.

Desafío

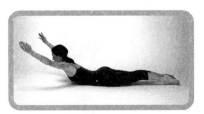

Realice el ejercicio con los brazos extendidos más allá de la cabeza.

Respiración

Inhale y levante el pecho. Exhale y levante las piernas.

Repeticiones: 6-10.

Tener en cuenta

Mantenga el cuello y la cabeza alineados con la columna. No mire hacia arriba flexionando demasiado el cuello. Las piernas tienen que estar bien rectas; sus pies no subirán tanto, pero el trabajo es más fuerte. Señalemos, como nota curiosa, que este ejercicio nunca se vuelve "más fácil", porque, a medida que uno se fortalece, quiere subir más alto. El desafío se reitera.

Imagine esto

Imagine que usted es un balancín o "subibaja": cuando la mitad de su cuerpo se eleva, la otra mitad desciende.

¿Por qué hacemos "El cisne I"?

La fuerza muscular de la columna es muy importante para la postura, para el estado de salud de la espalda y para reducir el riesgo de fracturas. A menudo se presta poca atención a los músculos de la espalda en favor de los abdominales. Para alguien que tiene baja densidad ósea, la fuerza de la columna es esencial para reducir el riesgo de fracturas y evitar posiciones de flexión de la columna.

Indicaciones principales

Para mayores detalles, vea el "Glosario de indicaciones principales".

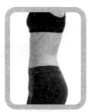

Centro hacia arriba

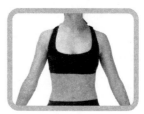

Hombros separados

¡No haga esto!

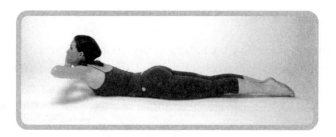

No mire hacia arriba ni aparte la cabeza de las manos. Mantenga estirada la columna. Las piernas deben estar bien juntas sin flexionar las rodillas. Para lograr una mayor elongación y estiramiento de las piernas, extienda los dedos del pie hacia atrás.

El cisne II

Ejercicio seguro para personas con baja densidad ósea

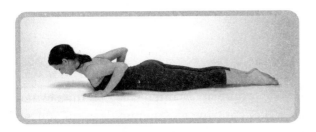

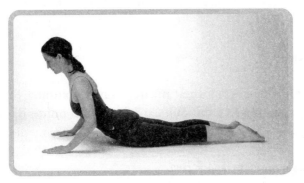

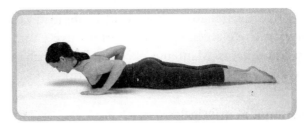

Postura inicial

Acuéstese boca abajo con las manos bajo los hombros y el vientre algo separado del suelo.

Movimientos

Muy lentamente, comience a estirar los brazos para separar el torso del suelo. Asegúrese de continuar llevando el vientre hacia la columna. Luego, baje el torso a la posición inicial.

Respiración

Inhale y levante el torso. Exhale y bájelo.

Repeticiones: 4-8.

Tener en cuenta

Aleje los hombros de las orejas. Mantenga la columna estirada. Cabeza y cuello no hacen otra cosa que irse un rato de excursión subidos a la columna. No mire hacia arriba creando así un quiebre entre el cuello y la columna.

Imagine esto

Imagine que desea formar un arco con su columna. Sus pies son el punto A, que permanece inmóvil; su cabeza es el punto B, que se eleva, estira y modifica la curva, y tensa el arco en la mayor medida posible.

¿Por qué hacemos "El cisne II"?

Este ejercicio incrementa la flexibilidad y fuerza de la columna. La presión que ejercen los brazos contribuye a aumentar la densidad ósea en las muñecas. Mantenga el centro hacia arriba y mejorará la fuerza de sus abdominales, así como su equilibrio.

Indicaciones principales

Para mayores detalles, vea el "Glosario de indicaciones principales".

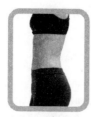

Centro hacia arriba

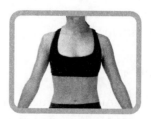

Hombros separados

¡No haga esto!

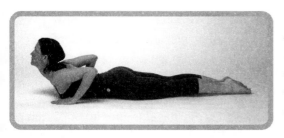

No mire hacia arriba elevando el mentón. No deje que los hombros se relajen y se acerquen a las orejas. No permita que el vientre se hunda en el suelo.

Natación

Ejercicio seguro para personas con baja densidad ósea

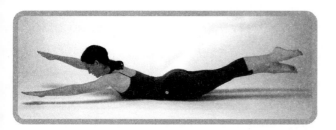

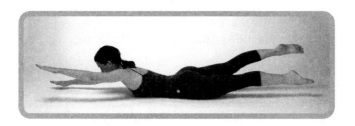

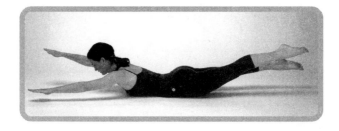

Postura inicial

Acuéstese boca abajo con los brazos extendidos por sobre la cabeza. Las piernas están juntas y se estiran alejándose de las caderas.

Movimientos

Levante del suelo el tronco y las piernas. Levante un poco más el brazo derecho y la pierna izquierda. Eleve el cuerpo de este modo durante todo el ejercicio. Baje el brazo derecho y la pierna izquierda, y levante el brazo izquierdo y la pierna derecha. Aumente velocidad y siga alternando entre los pares de miembros con el cuerpo levantado.

Respiración

Inhale durante 4 cambios. Exhale durante 4 cambios.

Repeticiones: 4-8 series de 8 cambios.

Tener en cuenta

Lleve el vientre hacia la columna y mantenga el centro hacia arriba. Elongue la columna separando entre sí los brazos y piernas estirándolos. Se trata de un mero "aleteo" de brazos y piernas.

Imagine esto

¡Usted está nadando! Imagine que flota a ras del agua (el suelo o la colchoneta) y que pies y manos la agitan y salpican.

¿Por qué hacemos "Natación"?

Este ejercicio fortalece los músculos de la espalda promoviendo una postura correcta y reduciendo el riesgo de fracturas. También mejora la coordinación, lo cual a su vez disminuye la posibilidad de caerse.

Indicaciones principales

Para mayores detalles, vea el "Glosario de indicaciones principales".

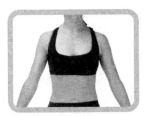

Hombros separados

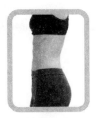

Centro hacia arriba

¡No haga esto!

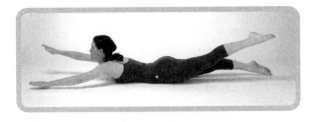

No levante la cabeza. Mantenga la columna estirada. No relaje el centro. Siga elevándose del piso. No flexione los brazos ni las piernas; manténgalos derechos.

Roces de los dedos de los pies

Ejercicio seguro para personas con baja densidad ósea

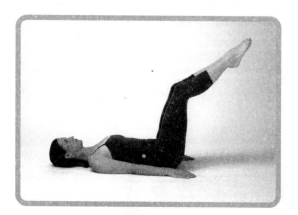

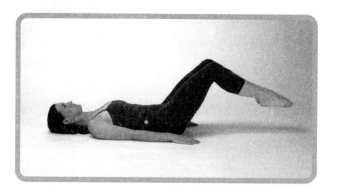

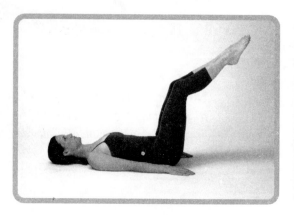

Postura inicial

Acuéstese de espaldas con las rodillas sobre las caderas. Extienda las pantorrillas un poco por encima de las rodillas.

Movimientos

Con la columna bien apoyada en el suelo, haga un arco con los dedos de los pies alejándolos de las caderas y llevándolos hacia el suelo.

Desafío

Si le es posible, toque el suelo con los dedos de los pies manteniendo bien apoyada la columna.

Respiración

Exhale y baje las piernas. Inhale y súbalas de nuevo.

Repeticiones: 4-12.

Tener en cuenta

Si baja las piernas al punto tal en que la columna comienza a separarse del suelo, los abdominales dejan de trabajar con eficacia. Para mantenerlos trabajando presione la espalda contra el piso. No se preocupe por cuánto bajan las piernas. Sus abdominales sólo cobrarán fuerza si usted realiza el ejercicio como corresponde.

Imagine esto

Imagine que con los dedos de los pies traza la curva de un arco iris. No se trata simplemente de dejar caer de manera brusca los dedos hacia las caderas.

¿Por qué hacemos "Roces de los dedos de los pies"?

Este ejercicio fortalece el centro, lo cual es importante para mejorar el equilibrio y la postura y reducir el riesgo de fracturas. Los músculos frontales de las piernas, o cuádriceps, también trabajan mucho, lo que prepara para hacer largas caminatas o pasar períodos prolongados de pie.

Indicaciones principales

Para mayores detalles, vea el "Glosario de indicaciones principales".

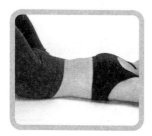 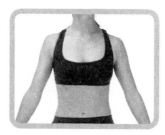 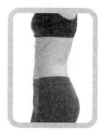

Columna bien apoyada   *Hombros separados*   *Centro hacia arriba*

¡No haga esto!

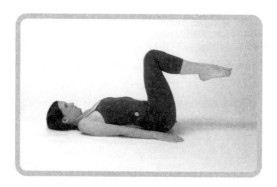

No deje que la columna se separe del suelo. No deje caer los pies hacia el suelo: haga que tracen un arco hacia fuera y hacia abajo. No flexione de más las rodillas.

Presión en las muñecas

Ejercicio seguro para personas con baja densidad ósea

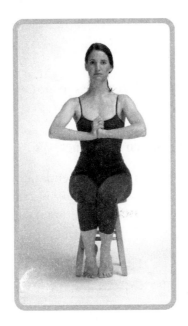

Postura inicial

Sentada en un banco o banqueta, o en el suelo con las piernas estiradas hacia delante, junte las manos y presiónelas entre sí por la parte inferior de las muñecas.

Movimientos

Mantenga la presión durante cinco segundos y luego afloje. Repita.

Respiración

Exhale y presione. Inhale y afloje.

Repeticiones: 6-12.

Tener en cuenta

Mantenga la columna derecha. Al presionar las manos, no se recueste. Este es un ejercicio isométrico. Actúe con resistencia suficiente como para "sentirlo" pero sin sufrir.

Imagine esto

Imagine que sostiene entre ambas manos una fina hoja de papel. Si usted se relaja por completo, se caerá.

¿Por qué hacemos "Presión en las muñecas"?

Este ejercicio concentra la presión en las muñecas y así aumenta la densidad ósea en esa zona. Lleve hacia arriba el centro y fortalecerá los abdominales y la columna, y reduciendo el riesgo de fracturas.

Indicaciones principales

Para mayores detalles, vea el "Glosario de indicaciones principales".

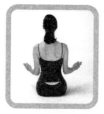 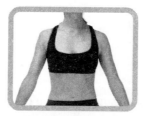 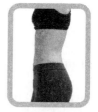

Columna recta   *Hombros separados*   *Centro hacia arriba*

¡No haga esto!

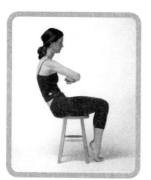

No se recueste. No permita que los hombros se aproximen, redondeando la parte superior de la espalda. Junte suavemente los omóplatos.

Programas de ejercicios

Los ejercicios siguientes han sido reunidos de modo de formar programas completos. Hay tres niveles: principiantes, nivel intermedio y nivel avanzado. Aun cuando tenga gran experiencia gimnástica, comience por el programa para principiantes. Los ejercicios de Pilates se basan en elementos específicos que usted aprenderá en el primer nivel e incorporará en los ejercicios más avanzados.

1. Programa para principiantes con baja densidad ósea

Respiración	Roces de los dedos de los pies	El puente
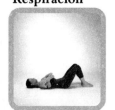	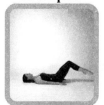	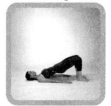
Página 148	*Página 216*	*Página 150*

El cien I	Estiramiento de la zona lumbar	La marioneta
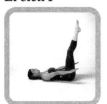	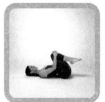	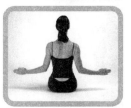
Página 170	*Página 206*	*Página 156*

Elevaciones del pecho	Encogimiento de hombros	Presión en las muñecas
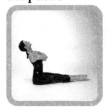	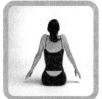	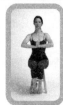
Página 153	*Página 185*	*Página 219*

Remar

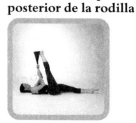

Página 180

Estiramiento del hombro

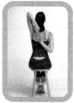

Página 182

Patadas laterales I

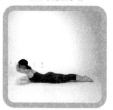

Página 188

Estiramiento de los músculos de la parte posterior de la rodilla

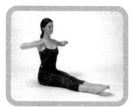

Página 206

El cisne I

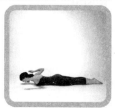

Página 208

Alzamiento de codos

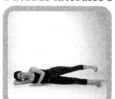

Página 167

Equilibrio

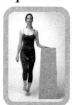

Página 145

2. Programa de nivel intermedio para personas con baja densidad ósea

Este programa tiene varias similitudes con el anterior. A medida que usted va fortaleciendo su musculatura, se agregan nuevos ejercicios, sin excluir por ello los destinados a los principiantes. También recomiendo alternar entre los programas 1 y 2.

Respiración	Roces de los dedos de los pies	El puente
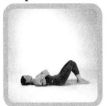	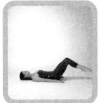	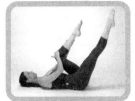
Página 148	*Página 216*	*Página 150*

El cien I	Estiramiento de una sola pierna	Elevaciones del pecho
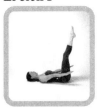	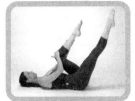	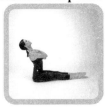
Página 170	*Página 203*	*Página 153*

Rombos	La marioneta	Presión en las muñecas
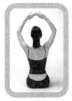	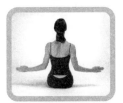	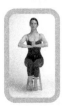
Página 158	*Página 156*	*Página 219*

La sirena	Patadas laterales I	Patadas laterales II
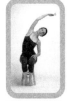	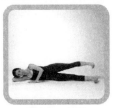	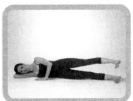
Página 178	*Página 188*	*Página 191*

**Estiramiento del
cuádriceps**

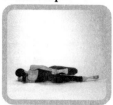

Página 206

El cisne I

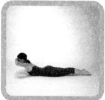

Página 208

**Patada de una
sola pierna**

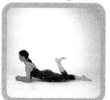

Página 200

**Doble patada
de piernas**

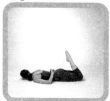

Página 161

**Estiramiento del
hombro**

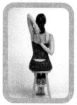

Página 182

Equilibrio

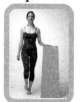

Página 145

3. Programa de nivel avanzado para personas con baja densidad ósea

Este es el programa de nivel avanzado; no lo ponga en práctica antes de poder completar fácil y satisfactoriamente los dos anteriores. Tanto en el programa para principiantes como en el de nivel intermedio hay ejercicios preparatorios para el nivel avanzado que no deben sortearse. Una vez iniciado el programa avanzado, recomiendo alternar entre los tres programas.

Tenga presente que las fotos que aquí aparecen sólo están pensadas como un recordatorio de los ejercicios explicados previamente. Para traer a la memoria detalles concretos de todos estos ejercicios, vuelva a tales explicaciones. Cuando esté lista, añada los "desafíos" incluidos en algunos de ellos.

Respiración

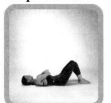

Página 148

Roces de los dedos de los pies

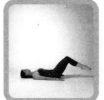

Página 216

El puente

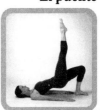

Página 150

El cien I

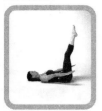

Página 170

Estiramiento de una sola pierna

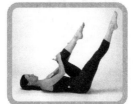

Página 203

Doble estiramiento de piernas I

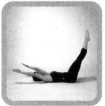

Página 164

La marioneta

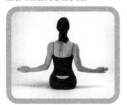

Página 156

Remar

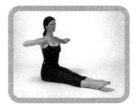

Página 180

La sirena

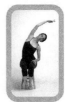

Página 178

Estiramiento del cuádriceps

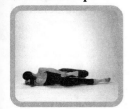

Página 206

Patadas laterales I

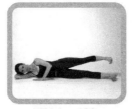

Página 188

Patadas laterales II

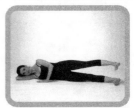

Página 191

Patadas laterales III

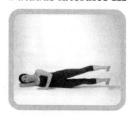

Página 194

Patadas laterales IV

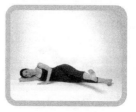

Página 197

Estiramiento de los músculos de la parte posterior de la rodilla

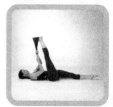

Página 206

Estiramiento del cuádriceps

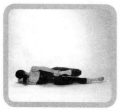

Página 206

El cisne I: desafío

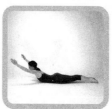

Página 208

El cisne II

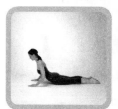

Página 211

Natación

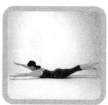

Página 213

Patada de una sola pierna

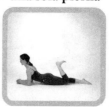

Página 200

Doble patada de piernas

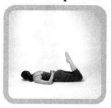

Página 161

Estiramiento de la pierna hacia atrás I

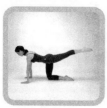

Página 175

Estiramiento de la pierna hacia delante I

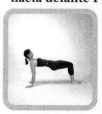

Página 172

**Estiramiento
del hombro**

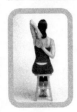

Página 182

Equilibrio

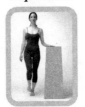

Página 145

CAPÍTULO 8

OsteoPilates:
Programas de ejercicios
para personas con
densidad ósea normal

Tirabuzón

Ejercicio para personas con densidad ósea normal

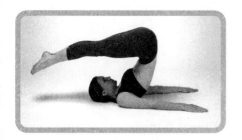
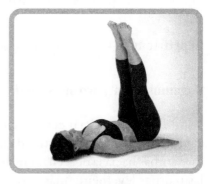
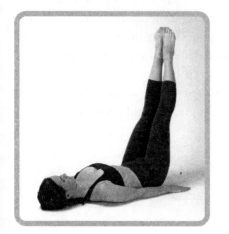
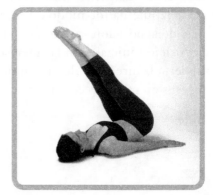

Postura inicial

Acuéstese de espaldas y comience en la misma posición del ejercicio "Medio *roll* hacia atrás" (página 252). Los brazos llegan más allá de las caderas y la columna está bien apoyada en el suelo.

Movimientos

Gire hacia el costado derecho. Cuando la cadera derecha toque el suelo, lleve ambas caderas al piso y baje las piernas un poco más. Luego, desplace el peso del cuerpo a la izquierda y gire hacia el costado izquierdo. Vuelva a la posición inicial.

Respiración

Inhale y deje caer las piernas a la derecha y al centro. Exhale y llévelas a la izquierda y al centro.

Repeticiones: 4 en cada dirección.

Hagámoslo un poco más fácil

En vez de iniciar el ejercicio en la posición señalada, simplemente acuéstese de espaldas y extienda las dos piernas hacia el cielo raso. Deje caer ambas hacia la derecha. Luego pase directamente al centro, pero con las piernas levemente más cerca del suelo. A continuación llévelas hacia la izquierda (de modo que la posición es como el reflejo en un espejo de la posición anterior, con las piernas hacia la derecha) y vuelva a la posición inicial, con las piernas estiradas hacia arriba, en el centro. Invierta la dirección del movimiento después de cada ejercicio. Repita 6 veces en cada dirección.

Tener en cuenta

Al inclinarse hacia uno y otro lado, mantenga la columna recta y no deje que las caderas se acerquen a la caja torácica. Entre los huesos de las caderas y las costillas debe haber el mismo espacio que si estuviera de pie.

Este ejercicio debería sentirse casi como un masaje para la espalda, porque uno va girando sobre los músculos, no sobre las vértebras. Los abdominales deben quedar planos y retraídos hacia la columna. Si los músculos de su panza comienzan a "inflarse" ha bajado demasiado las piernas.

Mantenga las piernas rectas y firmes. Debe sentir que los músculos de sus muslos tiran de las rodillas y se alejan de ellas. Si se realiza la versión modificada de este ejercicio, con rodillas flexionadas, imagine que, con estas, dibuja círculos en el cielo raso.

Imagine esto

Imagine que con ambos pies sigue el contorno de la tapa de un barril ovalado. Si las dimensiones del barril obligan a desplazarse 15 cm hacia la derecha, asegúrese de desplazarse también 15 cm cuando va hacia la izquierda.

Indicaciones principales

Para mayores detalles, vea el "Glosario de indicaciones principales".

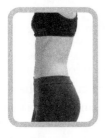 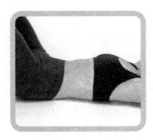 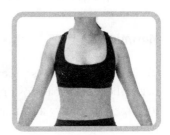

Centro hacia arriba   *Columna bien apoyada*   *Hombros separados*

Doble estiramiento de piernas II

Ejercicio para personas con densidad ósea normal

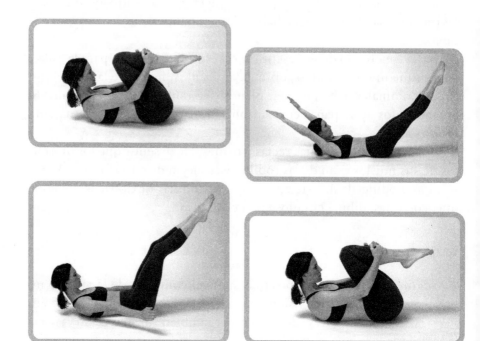

Postura inicial

Acuéstese de espaldas y tómese las rodillas acercándolas al pecho, hasta formar una "C" con la columna. Trate de tocar las rodillas con la nariz. Mantenga la cabeza y los hombros levantados durante todo el ejercicio.

Movimientos

Extienda brazos y piernas hacia el cielo raso. Manteniendo en alto cabeza y hombros, baje los brazos y las piernas, alejándolos. Luego, abra bien los brazos y vuelva a tomarse las rodillas llevándolas nuevamente hacia el pecho.

Respiración

Inhale y extienda brazos y piernas hacia el cielo raso. Exhale y baje brazos y piernas. Inhale y abra los brazos. Exhale y tómese las rodillas como en la posición inicial.

Repeticiones: 4-8.

Desafío: Realice el ejercicio agregando pesas de mano.

Tener en cuenta

No deje que la columna se levante del suelo. Baje las piernas todo lo posible sin que la columna cambie de posición. Para mantener la columna estirada, imagine que la coronilla y el extremo inferior de la columna se extienden y se separan hasta formar la "C" más larga posible.

Imagine esto

Imagine que entre los brazos y las piernas sostiene una pelota, y que esta aumenta cada vez más de tamaño, obligando a bajar los brazos por detrás de la cabeza y a llevar las piernas hacia el piso. Durante todo el ejercicio, la columna se curva en forma de "C" alrededor de la pelota.

Indicaciones principales

Para mayores detalles, vea el "Glosario de indicaciones principales".

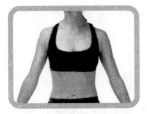
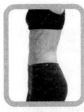
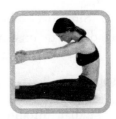

Hombros separados   *Centro hacia arriba*   *Columna en forma de "C"*

El cien II

Ejercicio para personas con densidad ósea normal

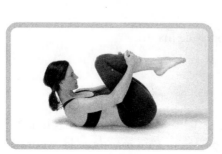 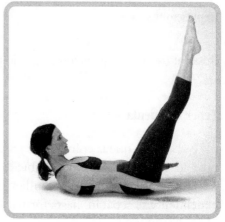

Postura inicial

Acuéstese de espaldas y tómese las rodillas acercándolas al pecho. Extienda las piernas hacia arriba y bájelas hasta sentir tensión en el vientre, pero sin dejar que la columna se separe del suelo. Levante la cabeza y los hombros mientras extiende los brazos llevándolos más allá de las caderas.

Movimientos

Sin mover cabeza y hombros, mueva los brazos hacia arriba y hacia abajo dentro de un espacio de 10 a 15 cm.

Respiración

Exhale durante 5 movimientos de los brazos. Inhale durante 5.

Repeticiones: 10 series. Una serie abarca 10 movimientos de los brazos o bien una exhalación y una inhalación.

Desafío

Realice el ejercicio agregando pesas de mano.

Tener en cuenta

Mantenga los abdominales planos y retraídos hacia la columna. No deje que el vientre se infle. Si baja demasiado las piernas y no tiene suficiente fuerza muscular, no podrá mantener el vientre plano. Si le resulta incómodo efectuar el ejercicio con piernas estiradas, flexione un poco las rodillas. Además, no deje que la cabeza y los hombros se muevan hacia arriba y hacia abajo: sólo los brazos deben trabajar.

Imagine esto

Imagine que debajo de cada brazo tiene una pelota de béisbol muy flexible, y que la hace rebotar veloz y firmemente con los brazos.

Indicaciones principales

Para mayores detalles, vea el "Glosario de indicaciones principales".

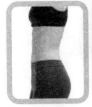 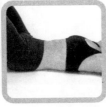 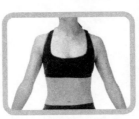 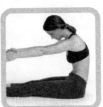

Centro hacia arriba   *Columna recta*   *Hombros separados*   *Columna en forma de "C"*

Navaja

Ejercicio para personas con densidad ósea normal

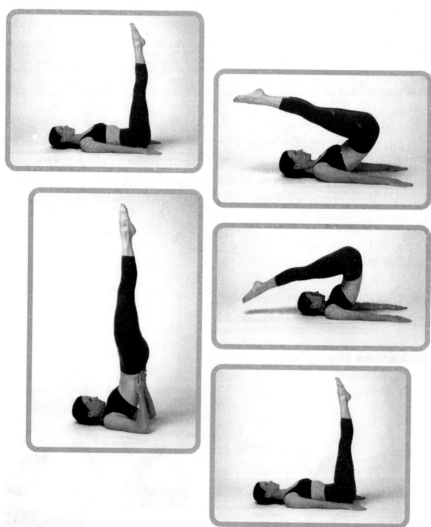

Postura inicial

Acuéstese de espaldas con las piernas extendidas hacia arriba. Todas las vértebras se apoyan bien en el suelo. Los brazos hacen presión contra el piso.

Movimientos

Retraiga los músculos del abdomen inferior (situados unos 10 cm por debajo del ombligo) hacia la columna y permita que los pies vayan hacia atrás más allá de la cabeza. Logrado esto, extienda las piernas hacia el techo sosteniendo la espalda con las manos. Para que las piernas queden lo más rectas posible, empuje la cadera hacia delante mientras los pies hacen contrapeso empujando hacia atrás.

Baje las piernas apoyándose en cada vértebra hasta que los pies estén nuevamente encima de las caderas.

Respiración

Exhale y lleve las piernas hacia atrás. Inhale y levántelas (navaja). Exhale y baje un poco la espalda. Inhale y haga una pausa. Exhale y baje un poco más. Inhale y haga una pausa.

Repeticiones: 4-6.

Desafío

Al llevar las piernas hacia el techo, no use las manos como apoyo. Al principio no podrán elevarse las piernas a la misma altura que con apoyo, pero los abdominales trabajarán más.

Tener en cuenta

Asegúrese de que comienza el ejercicio contrayendo los músculos abdominales inferiores. Al llevar las piernas hacia atrás, contraiga músculos situados un poco más arriba, sin relajar los anteriores. Siga contrayendo los abdominales siempre un poco más arriba, mientras esos abdominales abandonan el suelo. Al llegar al punto en que las piernas están lo más atrás posible, toda la región abdominal debe quedar firme y retraída. Al elevar las piernas verticalmente, mantenga la contracción de los abdominales y la presión de los brazos contra el piso. Para alcanzar la mayor altura posible, haga contrapeso con caderas y pies.

Imagine esto

Cuando trabaje con abdominales, imagine que es una bailarina que realiza la "danza del vientre". Recorrerá todos los abdominales, desde los más bajos cuando lleva las piernas hacia atrás, o desde los más altos cuando vuelve a bajar. Al pasar de un grupo de abdominales al otro, siempre debe mantenerse el anterior pegado a la columna.

Indicaciones principales

Para mayores detalles, vea el "Glosario de indicaciones principales".

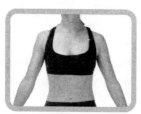 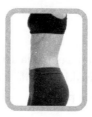 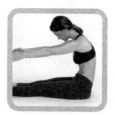

Hombros separados   *Centro hacia arriba*   *Columna en forma de "C"*

Salto

Ejercicio para personas con densidad ósea normal

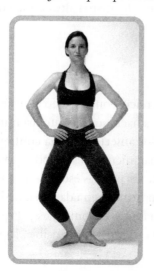 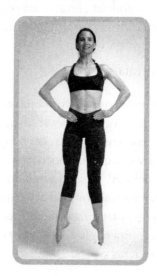

Postura inicial

Párese, con las manos sobre las caderas, los talones juntos y las puntas de los pies un poco hacia fuera. Las rodillas deben mirar hacia los dedos de los pies, de modo que cuando las flexione apunten en la misma dirección que los pies.

Movimientos

Flexione las rodillas lo más posible sin que los talones se levanten del piso o el torso se incline hacia delante. Salte dando un empujón con los pies. El objetivo es que, con el tiempo, el empujón sea lo bastante fuerte como para extender los pies en el aire apuntándolos hacia abajo. Al "aterrizar", apóyese primero sobre la parte anterior de la planta del pie y luego baje hasta los talones. Tan pronto toque el suelo flexione las rodillas.

Respiración

Inhale al pegar el salto. Exhale al tocar de nuevo el suelo.

Repeticiones: 8-32.

Tener en cuenta

El "aterrizaje" debe ser lo más suave posible: no "aterrice" con las rodillas. Mantenga la columna y las piernas perfectamente alineadas. Al saltar, no eche los hombros hacia atrás, más alla de la línea de las caderas. Cuando "aterrice", asegúrese de que las caderas no sobresalgan hacia atrás.

Mantenga hombros, brazos, manos, cuello y rostro relajados. Asegúrese de que durante todo el ejercicio las rodillas apunten en la misma dirección que los pies. Evite la tendencia a juntar las rodillas, o bien a volcarlas hacia los costados y a apuntar con los pies hacia delante.

Imagine esto

Al saltar imagine que sus pies están hechos de una goma que se estira desde el suelo pero nunca lo abandona. Esta sensación le permitirá estirar los pies hacia abajo cuando esté en el aire.

Indicaciones principales

Para mayores detalles, vea el "Glosario de indicaciones principales".

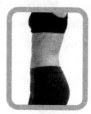

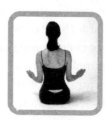

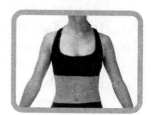

Centro hacia arriba *Columna recta* *Hombros separados*

Estiramiento de la pierna hacia delante II

Ejercicio para personas con densidad ósea normal

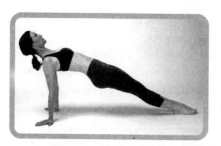

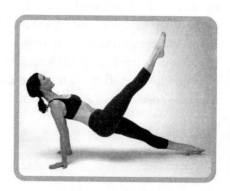

Postura inicial

Con las manos en el piso un poco detrás de los hombros y las piernas extendidas hacia delante, levante la cadera del suelo lo suficiente como para que el cuerpo trace una línea recta de la cabeza a los pies.

Movimientos

Levante la pierna derecha sin dejar que se caiga la cadera. Luego bájela y repita con la izquierda.

Respiración

Exhale al levantar la pierna. Inhale al bajarla.

Repeticiones: Levantar tres veces cada pierna.

Tener en cuenta

Para que la cadera no caiga al suelo, los músculos del vientre deben realizar un trabajo extra. No ponga toda la concentración en las piernas; los abdominales son los que ayudarán a despegar la pierna del suelo sin que se hunda la cadera. Evite que los hombros se aproximen a las orejas. La cabeza debe estar alineada con todo el resto del cuerpo, así que no debe mirar los pies. Sienta la elongación de la columna y que la cabeza prolonga esa línea.

Si este ejercicio le resulta demasiado difícil, intente mantener la posición inicial y luego afloje (en este caso repítalo seis veces).

Imagine esto

Imagine que debe apartar el cuerpo de una fogata encendida debajo de sus caderas. ¡No se deje caer!

Indicaciones principales

Para mayores detalles, vea el "Glosario de indicaciones principales".

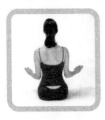 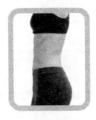 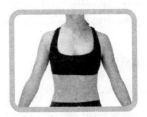

Columna recta   **Centro hacia arriba**   **Hombros separados**

Estiramiento de la pierna hacia atrás II

Ejercicio para personas con densidad ósea normal

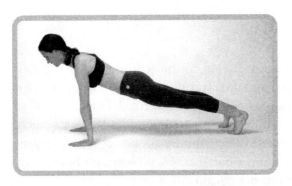

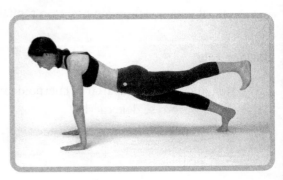

Postura inicial

Acuéstese boca abajo sobre el vientre, con las manos bajo los hombros, las piernas rectas y juntas, y los dedos de los pies apoyados en el piso. Estire los brazos. El peso del cuerpo debe distribuirse entre manos y pies.

Movimientos

Con hombros y brazos quietos, levante la pierna izquierda sin modificar la posición de la columna. Bájela. Repita con la pierna derecha.

Respiración

Exhale y levante la pierna. Inhale y bájela.

Repeticiones: Levante cada pierna 3 veces.

Tener en cuenta

No saque a la columna de su alineación levantando el mentón (manténgalo retraído, mirando el piso) ni dejando que se levanten las caderas cuando eleva la pierna. Desde la coronilla hasta los talones debería poder trazarse una línea recta. Mantenga los hombros alejados de las orejas y empujando hacia atrás.

Al cambiar de pierna, no se balancee de un lado al otro. Cuanto menor sea este balanceo, mayor será el trabajo de los abdominales. Este es el tipo de ejercicios para abdominales que más me gusta: trabajan como locos, pero están elongados y no apretujados. Eso es exactamente lo que va a lograr: abdominales alargados, no apretados o inflados.

Imagine esto

Imagine que entre las caderas y los hombros tiene apoyada una taza de té llena de líquido. Al levantar la pierna del suelo, no debe inclinarse hacia un lado y volcarlo.

Indicaciones principales

Para mayores detalles, vea el "Glosario de indicaciones principales".

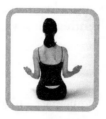
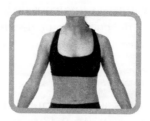
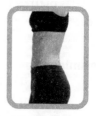

Columna recta   *Hombros separados*   *Centro hacia arriba*

Estiramiento desde el cuello

Ejercicio para personas con densidad ósea normal

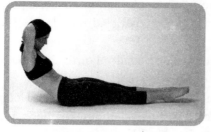

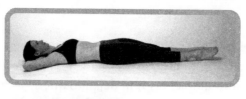

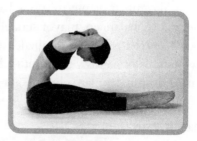

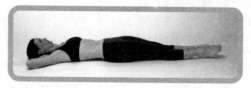

Postura inicial

Acuéstese de espaldas con las manos cruzadas detrás de la cabeza. Deje que los codos se abran y se relajen, y manténgalos abiertos a lo largo de todo el ejercicio. Las piernas están bien juntas; la columna, en una posición neutra (las costillas no sobresalen, ni la espalda se pega al piso).

Movimientos

Comience hundiendo el mentón unos 2 o 3 cm sin levantar la cabeza. Luego, levante la cabeza y póngala sobre el cuello; el cuello, sobre los hombros; los hombros, sobre las costillas; las costillas, sobre las caderas, y las caderas, sobre los muslos. Luego vuelva, vertebra por vértebra, a bajar al piso.

Respiración

Exhale y suba. Inhale y haga una pausa. Exhale y baje. Inhale y haga una pausa.

Repeticiones: 4-8.

Tener en cuenta

Los codos no deben superar el nivel de la nariz; tienen que quedar en su sitio para que el trabajo no lo hagan los brazos sino los abdominales. De esa manera, además, los hombros permanecen bien separados. El vientre no tiene que hincharse: los abdominales permanecerán planos sin sobresalir con el esfuerzo. Al erguirse, el propósito es formar una "C" con la columna y después mantenerla todo lo posible mientras se vuelve al piso.

Si el ejercicio le resulta demasiado difícil, suba hasta donde pueda, 6 veces. Luego, comience sentada con las piernas extendidas y baje tanto como le sea posible. Para que las plantas de los pies no queden enfrentadas, empuje con los dedos pequeños hacia atrás.

Imagine esto

Imagine que su columna es un collar de perlas. Al subir, recoja el collar lenta y suavemente, de modo tal que se aparte del suelo una perla por vez. También puede imaginar que detrás de usted hay una persona que constantemente tira de sus codos hacia atrás.

Indicaciones principales

Para mayores detalles, vea el "Glosario de indicaciones principales".

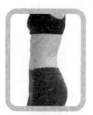
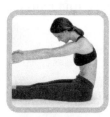
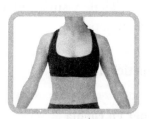

Centro hacia arriba   *Columna en forma de "C"*   *Hombros separados*

Hamaca con piernas abiertas

Ejercicio para personas con densidad ósea normal

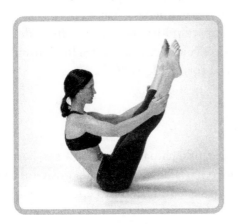

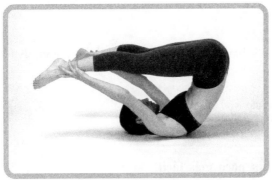

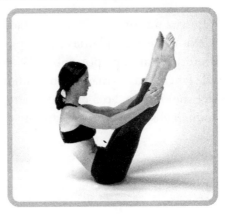

Postura inicial

Junte las plantas de los pies. Agárrese las piernas debajo de las rodillas y échese hacia atrás todo lo que pueda, formando una "C" con la columna. Extienda una pierna apartándola apenas de la línea del hombro; luego, la otra. Durante todo el ejercicio, contraiga los músculos del vientre para que la columna siga formando la "C".

Movimientos

Siempre tomándose las piernas, hamáquese hacia atrás, hasta apoyarse sobre los hombros, y luego hacia delante, hasta la posición inicial. Antes de repetir el ejercicio, quédese un momento en esta posición.

Respiración

Inhale y hamáquese hacia atrás. Exhale y vuelva a la posición inicial.

Repeticiones: 4-8.

Hagámoslo un poco más fácil

En vez de con las piernas estiradas, comience sentada con las rodillas flexionadas y las plantas de los pies apoyadas en el suelo. Tómese de las piernas un poco por debajo de las rodillas y separe los abdominales de las caderas lo más posible, sin hundir los hombros. Levante los pies del suelo unos 2 o 3 cm y comience a hamacarse. No deje que los pies toquen el suelo antes de haber realizado el ejercicio de 6 a 8 veces.

Tener en cuenta

Para hamacarse, no se impulse ni eche la cabeza hacia atrás. El ejercicio involucra muy poco impulso. Sólo se trata de usar los músculos abdominales para controlar el ejercicio. Si hace la versión facilitada, siga trabajando la flexibilidad. Manteniendo juntas las plantas de los pies, estire una pierna y luego bájela. Repita con la otra. Antes de que se dé cuenta tendrá más flexibilidad. Ya sea que realice el ejercicio en su forma original o en la modificada, asegúrese de que su columna mantenga la forma de una "C".

Imagine esto

Imagine que usted vuelve a tener cuatro años de edad y acaban de regalarle para su cumpleaños un caballito mecedor. Hamáquese suavemente hacia atrás y hacia delante como si estuviera suspendido sobre resortes.

Indicaciones principales

Para mayores detalles, vea el "Glosario de indicaciones principales".

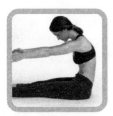 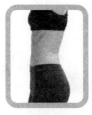 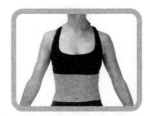

Columna en forma de "C"　　*Centro hacia arriba*　　*Hombros separados*

Flexión de brazos

Ejercicio para personas con densidad ósea normal

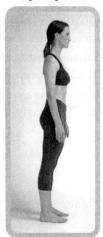
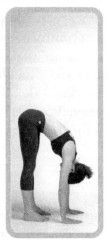

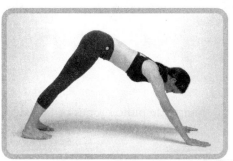

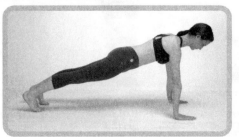

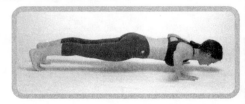

Postura inicial

De pie, en perfecta alineación (vea el Capítulo 3), mire hacia delante, con los hombros separados, los brazos relajados y los pies separados por un ancho de caderas, apuntando al frente.

Movimientos

Deje caer el mentón hacia el pecho y descienda con la columna de a una vértebra por vez. Cuando las manos llegan al suelo (puede flexionar las rodillas si es necesario), "camine" con ellas hacia delante. Siga "caminando" hasta que el cuerpo quede recto, los dedos de los pies flexionados y las manos debajo de los hombros. Desde esta posición, flexione los codos todo lo posible y luego estírelos. Vuelva a "caminar" con las manos hacia los pies y recorrer toda la secuencia de la columna hasta retomar la posición inicial de alineación perfecta.

Respiración

Exhale y vaya hacia el suelo. Inhale y camine hasta quedar con el cuerpo recto. Exhalar y flexione los codos. Inhale y estire los codos. Exhale y vuelva a "caminar" hacia atrás. Inhale y suba hasta la posición inicial.

Repeticiones: 3-5.

Tener en cuenta

Preste particular atención a la alineación en la posición inicial. Si precisa más indicaciones sobre la postura, vea la "Regla de Oro Nº 5", en el Capítulo 3 (página 75). Al llegar a la posición recta, verifique que las caderas no sobresalgan hacia arriba; si la posición es correcta, podría colocarse una tabla ancha que fuera de la cabeza a los talones, y ella tocaría la parte posterior de la cabeza, los hombros, las caderas y los talones. Al flexionar los codos, mantenga el mentón hacia dentro y asegúrese de llevarse sus caderas con usted (no las deje arriba mientras baja los hombros).

Imagine esto

En la posición de la "tabla", antes de la flexión de brazos propiamente dicha, imagine que usted es "liviana como una pluma y derecha como un tablón".

Indicaciones principales

Para mayores detalles, vea el "Glosario de indicaciones principales".

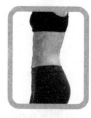

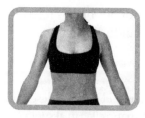

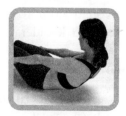

Centro hacia arriba   ***Hombros separados***   ***Trabajar todas las vértebras***

Medio *roll* hacia atrás

Ejercicio para personas con densidad ósea normal

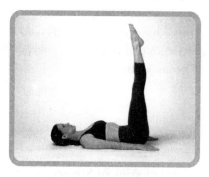

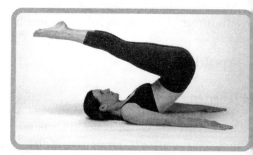

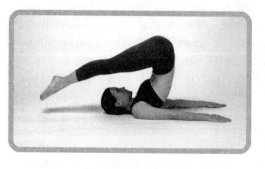

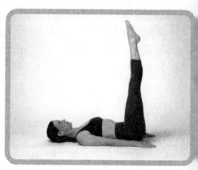

Postura inicial

Acuéstese de espaldas con los pies apuntando al cielo raso y separados por un ancho de caderas. Mantenga los hombros bien separados y presionados contra el suelo. Extienda las manos más allá de las caderas para evitar que los hombros se aproximen a las orejas.

Movimientos

Contraiga los músculos del bajo abdomen (los situados a unos 10 cm debajo del ombligo). Este pequeño movimiento comenzará el medio *roll*. Presione contra el piso la parte posterior de los brazos mientras continúa apretando los abdominales contra la columna para llevar las piernas hacia atrás. Una vez que estas hayan sobrepasado el nivel de la cabeza, júntelas y desande el camino hasta la posición inicial manteniéndolas siempre juntas.

Respiración

Exhale y haga el medio *roll* hacia atrás. Inhale y junte las piernas. Exhale y vuelva a bajar. Inhale y separe las piernas un ancho de caderas.

Repeticiones: 3-6.

Tener en cuenta

No inicie el ejercicio con un vaivén de las piernas hacia atrás; asegúrese de usar los abdominales y los brazos. Hay una tendencia a proyectar el mentón hacia arriba; manténgalo retraído, mientras la parte posterior del cuello presiona contra el suelo. Las piernas tienen que estar derechas y conservar su fuerza. Para evitar que las plantas de los pies queden enfrentadas, tire los meñiques de ambos pies hacia atrás.

Imagine esto

Imagine que la presión que usted ejerce en la parte posterior de sus brazos actúa sobre una bomba elevadora ficticia que está debajo de sus caderas. Cuanto más presionan sus brazos, más alto eleva la bomba a sus caderas.

Indicaciones principales

Para mayores detalles, vea el "Glosario de indicaciones principales".

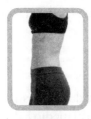

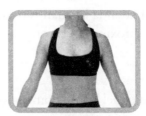

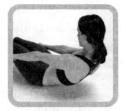

*Centro hacia
arriba*   *Hombros separados*   *Trabajar todas
las vértebras*

Roll up

Ejercicio para personas con densidad ósea normal

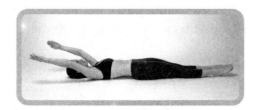

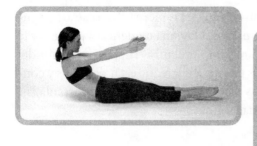

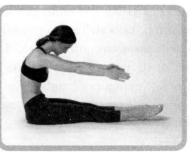

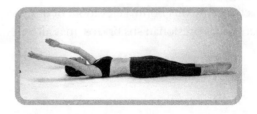

Postura inicial

Acuéstese de espaldas, con las piernas juntas y bien apoyadas en el piso. Lleve los brazos hacia atrás, manteniendo todas las vértebras bien apoyadas sobre el suelo. En esta posición inicial no deje que la columna se separe del suelo.

Movimientos

Lleve los brazos a la altura de los hombros y haga una "C" con su columna de la siguiente manera: hunda el mentón un par de centímetros sin levantar la cabeza; ahora levante la cabeza y póngala sobre el cuello; el cuello, sobre los hombros; los hombros, sobre las costillas; las costillas sobre las caderas, y finalmente las caderas, sobre los muslos. Antes de volver a la posición inicial, haga una breve pausa. Una vez recostado el cuerpo nuevamente, lleve los brazos atrás sin levantar la columna del suelo.

Respiración

Exhale y vaya hacia arriba. Inhale y haga una pausa. Exhale y baje. Inhale y haga una pausa.

Repeticiones: 5-8.

Tener en cuenta

Permanezca relajada y no permita que surjan tensiones, en especial en los hombros y cuello. Estire todo el tiempo las piernas, ya que esto ayudará a que no se separen del suelo cuando va hacia arriba.

Mantenga las piernas juntas y trabajará no sólo los abdominales sino también los músculos internos de los muslos. Para evitar que las plantas de los pies queden enfrentadas y conservar la alineación de estos, empuje los dedos pequeños de ambos pies haca atrás.

Proceda con suavidad, avanzando sin "saltos". Si no le es posible realizar todo el movimiento sin tener que "saltar" por la mitad, es preferible que suba sólo hasta donde pueda. Luego siéntese y vaya hacia atrás todo lo que pueda sin dejarse caer al suelo.

Imagine esto

Imagine que sobre su vientre descansa una gran pelota. Al subir, no la aplaste. Imagine, en cambio, que se arquea sobre ella.

Indicaciones principales

Para mayores detalles, vea el "Glosario de indicaciones principales".

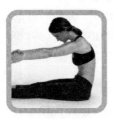

Columna en forma de "C"

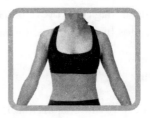

Hombros separados

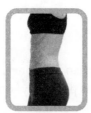

Centro hacia arriba

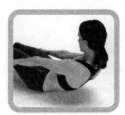

Trabajar todas las vértebras

La sierra

Ejercicio para personas con densidad ósea normal

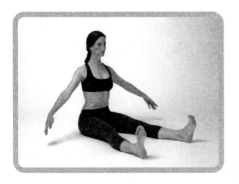

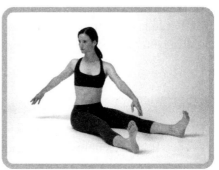

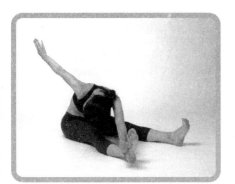

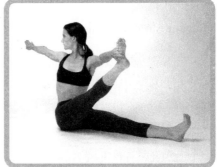

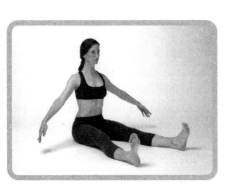

Postura inicial

Siéntese bien derecha con las piernas extendidas y separadas más o menos por un ancho de hombros. (Si no puede sentarse derecha con las piernas extendidas, busque una guía de teléfonos o algunos almohadones firmes y siéntese sobre ellos). Abra los brazos a uno y otro lado.

Movimientos

Gire los hombros (los brazos sólo acompañan el movimiento) en dirección al pie derecho. Mire la mano derecha mientras con el meñique de la mano izquierda se intenta tocar el dedo pequeño del pie derecho. En caso de llegar cómodamente hasta ese dedo, tome el pie con la mano y levántelo. Continúe haciendo la torsión y mirando hacia atrás. Suba el torso, si no levantó el pie, o déjelo en el piso, si lo hizo, y vuelva a la posición inicial. Repita hacia el otro lado.

Respiración

Exhale mientras efectúa la torsión y siga exhalando mientras hace "la sierra". Inhale y vuelva a la posición de torsión y luego a la inicial.

Repeticiones: 4-8.

Hagámoslo más fácil

Si no es posible tocar el dedo pequeño del pie, deje de lado la parte del ejercicio en la que se toma y levanta el pie.

Tener en cuenta

"La sierra" debe constituir un movimiento de torsión suave; no hay que forzarlo ni apresurarlo. Es una manera delicada de estirar la columna y la parte posterior de las piernas, de modo que sea amable consigo misma.

Para intensificar el estiramiento, tire el dedo pequeño de cada pie hacia atrás. No deje que las plantas se enfrenten. Las torsiones de columna permiten eliminar por completo el aire de los pulmones; por eso, asegúrese de exhalar (no inhalar) al efectuarlas.

Imagine esto

Imagine que con el meñique usted "serrucha" el dedo pequeño del pie.

Indicaciones principales

Para mayores detalles, vea el "Glosario de indicaciones principales".

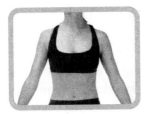

Hombros separados

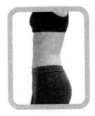

Centro hacia arriba

Patadas laterales V: Bisagras de la cadera

Ejercicio para personas con densidad ósea normal

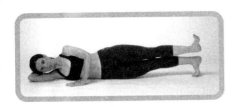

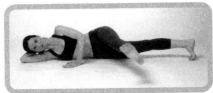

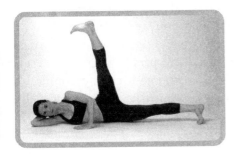

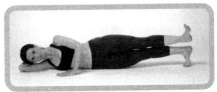

Postura inicial

Acuéstese sobre el lado derecho del cuerpo, con hombros y caderas alineados. La pierna derecha debe girarse hacia fuera, de modo de "estar parada" sobre los dedos del pie derecho, con la pierna estirada y la rodilla separada del suelo durante todo el ejercicio. Al comenzar, la pierna izquierda descansa sobre la derecha, y el pie izquierdo apunta hacia delante. Levante la cintura del suelo.

Movimientos

Extienda la pierna izquierda hacia delante lo más que se pueda sin provocar molestias. Gire los dedos del pie izquierdo hacia arriba. Luego, levante la pierna hasta llevarla algo más atrás de la cadera. A continuación, baje el talón izquierdo hasta tocar el derecho y volver el pie izquierdo a su posición inicial.

Respiración

Exhale y lleve adelante la pierna. Inhale y rote los dedos hacia arriba. Exhale y levante la pierna. Inhale y bájela.

Repeticiones: 8.

Tener en cuenta

Mientras ejecuta este ejercicio, las caderas y hombros no deben balancearse hacia atrás y hacia delante. Cuesta, pero es posible. El movimiento debe concentrarse en la articulación de la cadera. Le recomiendo hacerlo contra una pared de modo de sentir esta apenas en la espalda. Durante todo el ejercicio, no debería sentir ninguna presión especial de la pared. No deje que se flexione la pierna sobre la que usted está "parada" ni que se caiga la cintura al suelo. Continúe estirándose activamente hacia la coronilla, en dirección opuesta al talón de la pierna sobre la que usted está "parada". En este ejercicio participa todo el cuerpo. No relaje el tronco.

Imagine esto

Imagine que su cadera es el picaporte de una puerta. El "giro" del picaporte abre la "puerta" a medida que la pierna se eleva por encima de la cadera.

Indicaciones principales

Para mayores detalles, vea el "Glosario de indicaciones principales".

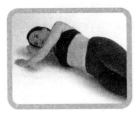 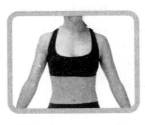 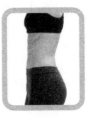

Caderas alineadas...   ***Hombros separados***   ***Centro hacia arriba***

Patadas laterales VI: Pataditas

Ejercicio para personas con densidad ósea normal

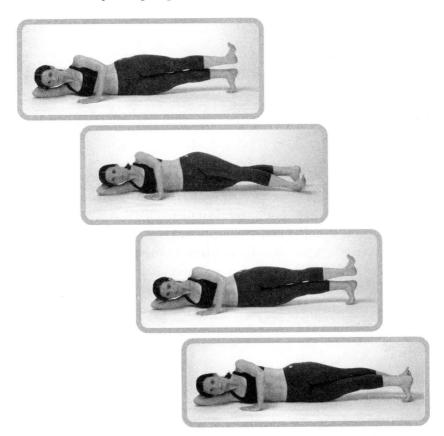

Postura inicial

Acuéstese sobre el lado derecho del cuerpo, con hombros y caderas alineados. La pierna derecha debe girarse hacia fuera de modo de "estar parada" sobre los dedos del pie derecho, con la pierna estirada y la rodilla separada del suelo durante todo el ejercicio. La pierna izquierda descansa sobre la derecha, con el pie flexionado y los dedos apuntando hacia arriba. La cintura está levantada.

Movimientos

Levante la pierna izquierda tanto como se lo permita su flexibilidad, lleve el talón del pie, flexionado, hacia el suelo, delante de la pierna derecha. Vuelva a levantar la pierna izquierda y lleve el talón hacia el suelo detrás de la pierna derecha.

Respiración

Inhale y levante la pierna. Exhale y bájela.

Repeticiones: 8.

Tener en cuenta

Aunque el ejercicio se efectúa a ritmo rápido, usted no debe perder el control de las piernas. No "arroje" su pierna hacia arriba para después dejarla derrumbarse. Mantenga el centro hacia arriba y no gire el cuerpo hacia atrás cuando la pierna va hacia arriba. La mayoría de las personas no cuentan con la facilidad de movimiento necesaria para que la pierna que trabaja apunte al cielo raso cuando se la levanta. Hágala descender despacio delante de usted para evitar darse vuelta sobre la espalda, aunque sea mínimamente.

Imagine esto

Imagine que está apretujando las piernas para que pasen entre dos planchas de vidrio que dejan poco espacio entre sí. Lo ideal es que el espacio entre las planchas sea lo más estrecho posible.

Indicaciones principales

Para mayores detalles, vea el "Glosario de indicaciones principales".

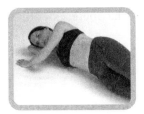
Caderas alineadas...

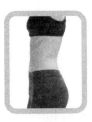
Centro hacia arriba

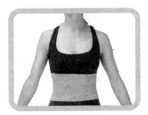
Hombros separados

Estiramiento de una sola pierna II

Ejercicio para personas con densidad ósea normal

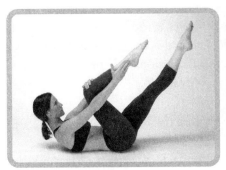
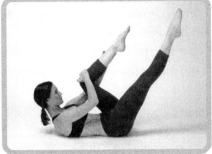

Postura inicial

Acuéstese de espaldas con la pierna izquierda extendida en un ángulo de 45 grados respecto del suelo y la derecha flexionada. Tómese la rodilla derecha con la mano izquierda y el tobillo derecho con la mano derecha. (Al cambiar de piernas, recuerde que la mano de afuera es siempre la que va al tobillo). Levante cabeza y hombros del piso.

Movimientos

Cambie de piernas de modo tal que la derecha quede extendida, y la izquierda, flexionada.

Respiración

Exhale durante 2 cambios. Inhale durante 2.

Repeticiones: 8-16 cambios de piernas.

Tener en cuenta

La rodilla flexionada debe estar alineada y recta, no torcida hacia fuera. Esto puede lograrse presionando sobre la mano de afuera con el tobillo. Sostenga un círculo de tensión que vaya desde los brazos, a través de los hombros, bajando por la columna, hasta llegar a la rodilla flexionada, y desde ahí de nuevo a los hombros. Para ello, achate los músculos abdominales a la par que presiona levemente con la rodilla flexionada la mano que la sostiene. El mentón tiene que estar un poco hundido.

Imagine esto

Imagine una masa de energía que circula desde el pecho, a través de los brazos, bajando por el muslo de la pierna flexionada, y sube por el vientre nuevamente hasta el pecho. Esta energía vibra y mantiene al muslo lo más lejos posible del tronco.

Indicaciones principales

Para mayores detalles, vea el "Glosario de indicaciones principales".

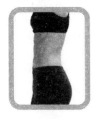
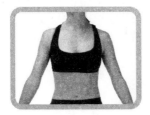
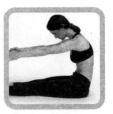

Centro hacia arriba   ***Hombros separados***   ***Columna en forma de "C"***

El cisne III

Ejercicio para personas con densidad ósea normal

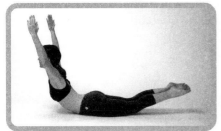
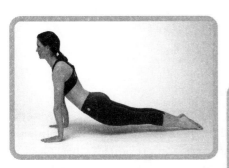
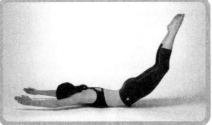
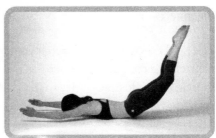

Postura inicial

Este es un ejercicio de nivel avanzado. Acuéstese boca abajo con las manos debajo de los hombros. Las piernas están bien estiradas y separadas por un ancho de caderas. Extienda los brazos y deje que las caderas se separen del suelo, pero manteniendo los abdominales retraídos hacia la columna. Presione desde los hombros hacia abajo.

Movimientos

Lance los brazos hacia el frente y deje que las piernas pateen el aire. Mientras las piernas bajan, deje que los brazos vuelvan a balancearse hacia arriba. Después de dos movimientos de vaivén, retome la posición inicial.

Respiración

Exhale al lanzar los brazos. Inhale al levantar las piernas.

Repeticiones: 2-6.

Tener en cuenta

El vaivén debe ser fluido. Imagine que sus miembros son estirados desde su centro, en tanto que los omóplatos son presionados hacia las caderas. Cuando la columna está estirada, de hecho hay más espacio entre las vértebras; trate de sentir este espacio al hacer el ejercicio, pues eso evitará que se sienta apretujada. Hunda levemente el mentón para que la cabeza sea una extensión de la columna y no una parte quebrada hacia atrás.

Imagine esto

Al comenzar el ejercicio, imagine que tiene una pelota depositada sobre los pies. Cuando lleve los brazos hacia delante, lance la pelota con fuerza, desde los pies, a las manos. Ahora lance hacia arriba los brazos con gran energía, para volver a enviar la pelota a los pies.

Indicaciones principales

Para mayores detalles, vea el "Glosario de indicaciones principales".

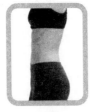   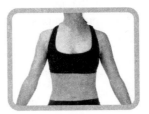

Centro hacia arriba   ***Hombros separados***

El tormento I

Ejercicio para personas con densidad ósea normal

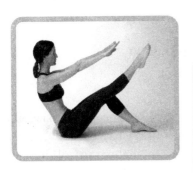

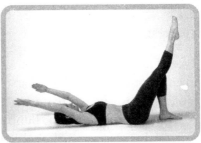

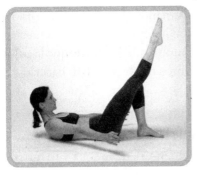

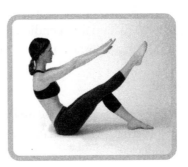

Postura inicial

Siéntese derecha con las piernas recogidas y las plantas de los pies en el suelo. Tómese las rodillas con ambas manos y separe los músculos del vientre de los muslos. Conserve esa posición mientras estira una pierna apuntando el pie hacia arriba, y extiende los brazos en dirección al pie levantado.

Movimientos

Sin abandonar la curva de la parte inferior de la columna, baje hacia atrás hasta sentir que ella toca el suelo. Siga bajando vértebra por vértebra. Una vez apoyada en el suelo, extienda los brazos hacia atrás, más allá de la cabeza. Ábralos bien a los costados y luego bájelos hasta las caderas. Suba hasta retomar la posición inicial.

Respiración

Exhale y baje. Inhale y haga una pausa. Exhale y suba hasta retomar la posición inicial. Inhale y haga una pausa.

Repeticiones: 4 series de 2 respiraciones completas.

Tener en cuenta

Este es un ejercicio para abdominales que se concentra en la elongación, no en la contracción. Al deslizarse hacia atrás y hacia delante, sus brazos están estirados, sus piernas están estiradas, incluso su columna está estirada. Asegúrese de que la zona lumbar vaya bajando hacia en el suelo vértebra por vértebra. No se "suelte" al piso con la espalda chata.

Mantenga los hombros separados juntando suavemente los omóplatos. Aun cuando la columna esté curvada, los hombros no deben estarlo. Espalda y hombros son independientes; entonces, el hecho de que la columna se redondee no significa que los hombros también deban hacerlo.

Imagine esto

Imagine que la pierna levantada está unida a una soga que, a su vez, está atada a la pared. Continuamente alguien tira de la soga y mantiene la pierna estirada.

Indicaciones principales

Para mayores detalles, vea el "Glosario de indicaciones principales".

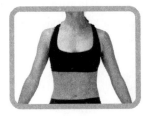

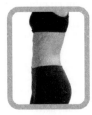

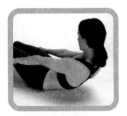

Hombros separados   *Centro hacia arriba*   *Trabajar todas las vértebras*

El tormento II

Ejercicio para personas con densidad ósea normal

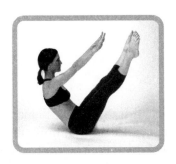

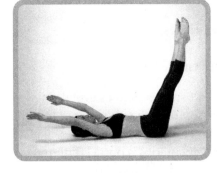

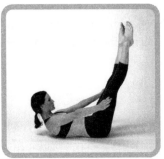

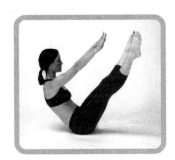

Postura inicial

Siéntese con las plantas de los pies unidas y las manos en las pantorrillas; reclínese hacia atrás para acercar el vientre a la columna y alejarlo de los muslos. Luego, estire primero una pierna hacia delante, frente al hombro, y después la otra. Suelte las piernas y apunte con las manos hacia arriba y más allá de los pies.

Movimientos

Manteniendo las piernas tal como están, baje hacia atrás hasta sentir que la parte dorsal de la columna descansa en el suelo. Los brazos se extienden hacia atrás, más allá de la cabeza, y luego describen un ancho círculo alrededor de su cuerpo. Al llegar a las caderas, suba la columna, vértebra por vértebra hasta volver a la posición inicial.

Respiración

Exhale y baje. Inhale y extienda los brazos. Exhale y suba. Inhale y haga una pausa.

Repeticiones: 2-4.

Tener en cuenta

¡Este ejercicio es difícil! No lo haga de más. Si lo hace demasiadas veces y permite que la panza se le "infle", en lugar de obtener músculos abdominales largos y esbeltos, los hará protuberantes. Por esa razón, segúrese de "aplastarlos" contra la columna (en especial los que están en los 10 cm inferiores del abdomen).

Cuando extienda los brazos hacia atrás, mantenga todas las vértebras en contacto con el suelo. Siga estirando las piernas hacia arriba y proyectando los brazos lejos del centro del cuerpo.

Imagine esto

Imagine que sus piernas descansan en correas que cuelgan del cielo raso. Una vez que está tendida en el suelo con los brazos hacia atrás, imagine que usted representa un "ángel en la nieve" echando los brazos a los costados con la mayor amplitud posible y llevándolos a las caderas al subir hacia la posición inicial.

Indicaciones principales

Para mayores detalles, vea el "Glosario de indicaciones principales".

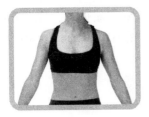

Hombros separados

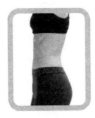

Centro hacia arriba

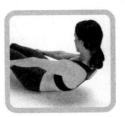

Trabajar todas las vértebras

El tormento III

Ejercicio para personas con densidad ósea normal

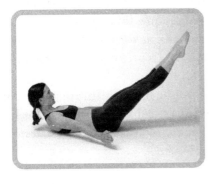

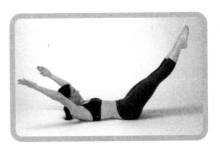

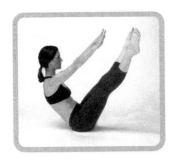

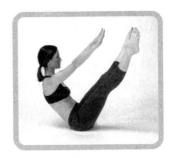

Postura inicial

Sentada, con las plantas de los pies unidas y las manos en las pantorrillas, reclínese hacia atrás para acercar el vientre a la columna y alejarlo de los muslos. Luego, estire una pierna hacia arriba, frente al hombro, y después la otra. Suelte las piernas y apunte con las manos hacia arriba y más allá de los pies.

Movimientos

Baje vértebra por vértebra hasta apoyar la columna dorsal, mientras, al mismo tiempo baja, las piernas hacia el suelo. Lleve los brazos hacia atrás, más allá de la cabeza, y hágales describir un amplio círculo hasta volver a apuntar hacia los pies. Mientras los brazos hacen eso, suba la columna y lleve las piernas a su posición inicial.

Respiración

Exhale y baje. Inhale y extienda los brazos. Exhale y suba. Inhale y haga una pausa.

Repeticiones: 2-4.

Tener en cuenta

Este es el más duro de los tres "tormentos": tómeselo con calma. Apunta a la elongación, así que no hay que apretujarse ni enroscarse. La única parte del cuerpo que se curva es la zona lumbar y dorsal. Todo lo demás se estira mucho. Los dedos de los pies están apuntados y los de las manos se estiran lejos.

Al abrir los brazos y llevar las piernas al piso, imagine que los dedos de sus manos y pies están unidos a una banda de goma, por lo cual los miembros bajarán despacio y ofreciendo un poco de resistencia. En otros términos, no deje que se desplomen.

Cuide que las piernas no bajen tanto que se "infle" el vientre o la columna se separe (aunque sólo sea un milímetro) del suelo. Notará que sus piernas probablemente no bajan tanto si mantiene columna y vientre en su sitio. ¡Igual está bien! Obtendrá abdominales mucho, pero mucho más chatos, si se mantiene dentro de la gama de movimientos que le resultan posibles.

Imagine esto

Imagine que es un ejercicio sencillo... ¡No me diga que al imaginar esto no se siente mejor! Imagine que sus brazos y piernas están unidos a una banda de goma. Sienta la tensión que conecta sus miembros y, al descender las piernas, estire suavemente la banda de goma.

Indicaciones principales

Para mayores detalles, vea el "Glosario de indicaciones principales".

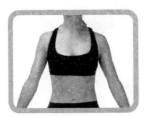
Hombros separados

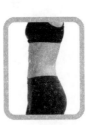
Centro hacia arriba

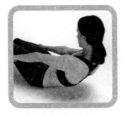
Trabajar todas las vértebras

Torsión

Ejercicio para personas con densidad ósea normal

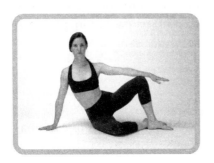

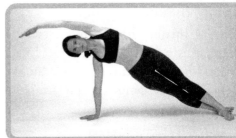

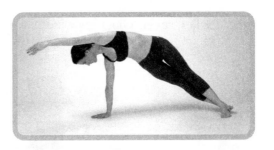

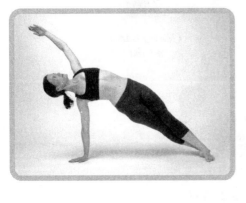

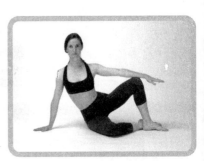

Postura inicial

Siéntese sobre la cadera derecha apoyando la mano derecha en el suelo un poco separada de la línea del hombro. La mano izquierda descansa sobre la rodilla izquierda. Las piernas están levemente flexionadas; la planta del pie izquierdo se apoya en el suelo delante del pie derecho.

Movimientos

Levante la cadera del suelo mientras estira las dos piernas. El hombro derecho debe quedar exactamente encima de la mano derecha mientras las piernas se estiran y empujan en esa dirección. Lleve el brazo izquierdo hacia atrás de la cabeza.

Desde esa posición, y manteniendo quieto el hombro derecho, haga una torsión hasta mirar el suelo. Luego haga una torsión en la otra dirección hasta mirar el cielo raso. Vuelva al centro y retome la posición inicial.

Respiración

Inhale y suba. Exhale y haga la torsión hacia el piso. Inhale y vuelva al centro. Exhale y haga la torsión hacia el techo. Inhale y vuelva al centro. Exhale y vuelva a la posición inicial.

Repeticiones: 1-3.

Tener en cuenta

Este es un ejercicio de nivel muy avanzado; si se le presentan dificultades, haga sólo la primera parte: eleve las caderas y de inmediato bájelas, sin efectuar ninguna torsión. El ejercicio apunta a la estabilidad de los hombros, el control de los abdominales, el estiramiento y la elongación.

No deje que el hombro del brazo que trabaja se relaje y se aproxime a la oreja. Lleve activamente los abdominales hacia dentro y hacia arriba. Para levantar la cadera, empuje con la planta del pie de la pierna que queda delante. Mantenga la elongación del cuerpo imaginando que los dedos de manos y pies se apartan lo más posible unos de otros, formando un arco que pasa por las costillas que miran al techo.

Imagine esto

Una vez que subió, imagine que el brazo que soporta el peso del cuerpo es un eje en torno del cual gira todo el resto, mientras mira primero al suelo y después al cielo raso.

Indicaciones principales

Para mayores detalles, vea el "Glosario de indicaciones principales".

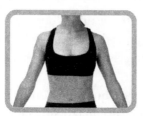
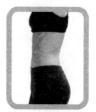

Hombros separados   *Centro hacia
                              arriba*

Programas OsteoPilates para personas con densidad ósea normal

Estos programas de ejercicios están pensados para un entrenamiento integral. Combinan ejercicios de los dos tipos que hemos visto en este libro: ejercicios para personas con baja densidad ósea y para personas normales. Los ejercicios especialmente seguros para quienes sufren de osteopenia u osteoporosis son ejercicios Pilates como todos los demás, pero que no contienen riesgo de fracturas para esas personas con baja densidad ósea.

Si le toca un ejercicio incluido en el programa para osteoporósicos, no lo sorteen pensando que ha de ser demasiado sencillo. La dificultad de estos ejercicios es tan variable como la de los destinados a individuos normales. Todos los incluidos en estos programas son importantes para alcanzar flexibilidad y fuerza completas y equilibradas.

He colocado una *B* junto al nombre de los ejercicios que aparecieron en el capítulo anterior (ejercicios para personas con baja densidad ósea), donde puede buscarse mayor información. Los ejercicios que no tienen la *B* son para personas normales y aparecieron en este mismo capítulo.

¡Espero que lo disfrute!

Programa para principiantes de densidad ósea normal

Respiración –B

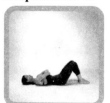

Página 148

**Roces de los dedos
de los pies –B**

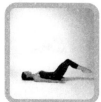

Página 216

El puente –B

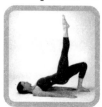

Página 150

El cien II

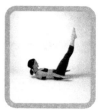

Página 234

**Estiramiento de
la zona lumbar –B**

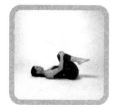

Página 206

**Estiramiento de una
sola pierna II**

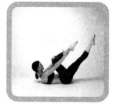

Página 263

El tormento I

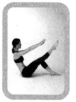

Página 267

Roll up

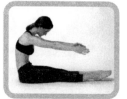

Página 254

La sierra

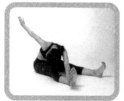

Página 257

Marioneta –B

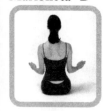

Página 156

Patadas laterales I –B

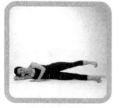

Página 188

Patadas laterales II –B

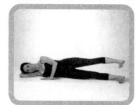

Página 191

**Patadas
laterales III –B**

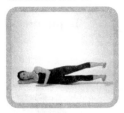

Página 194

**Patadas
laterales IV –B**

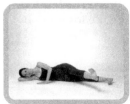

Página 197

**Estiramiento de los
músculos de la parte
posterior de la rodilla**

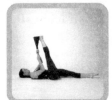

Página 206

**Estiramiento
del cuádriceps –B**

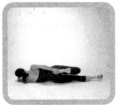

Página 206

El cisne I –B

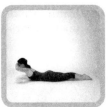

Página 208

El cisne II –B

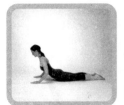

Página 211

**Patada de una sola
pierna –B**

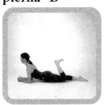

Página 200

**Alzamiento
de codos –B**

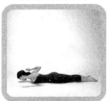

Página 167

**Estiramiento de
la pierna hacia atrás II**

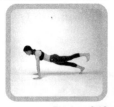

Página 242

Equilibrio –B

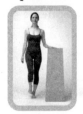

Página 145

Flexión de brazos

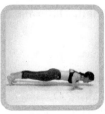

Página 250

**Estiramiento
del hombro –B**

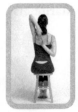

Página 182

Programa de nivel intermedio para personas de densidad ósea normal

Respiración –B	Roces de los dedos de los pies –B	El puente –B
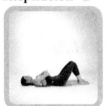	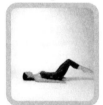	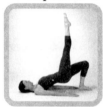
Página 148	*Página 216*	*Página 150*

El cien II	Estiramiento de una sola pierna II	El tormento I
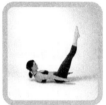	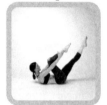	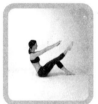
Página 234	*Página 263*	*Página 267*

El tormento II	Medio *roll* hacia atrás	*Roll up*
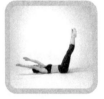		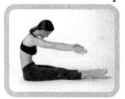
Página 269	*Página 252*	*Página 254*

Hamaca con piernas abiertas	La sierra	Sirena –B
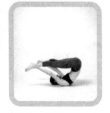	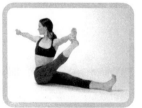	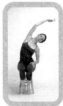
Página 247	*Página 257*	*Página 178*

**Patadas
laterales I –B**

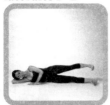

Página 188

**Patadas
laterales II –B**

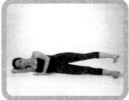

Página 191

**Patadas
laterales III –B**

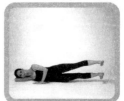

Página 194

**Patadas
laterales V**

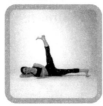

Página 259

**Estiramiento de los
músculos de la parte
posterior de la rodilla**

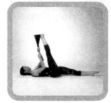

Página 206

**Estiramiento
del cuádriceps –B**

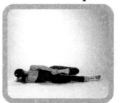

Página 206

El cisne I –B

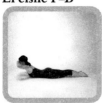

Página 208

El cisne II –B

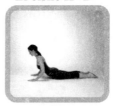

Página 211

**Alzamiento
de codos –B**

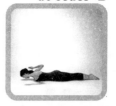

Página 167

**Doble patada
de piernas –B**

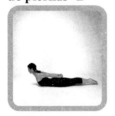

Página 161

Natación –B

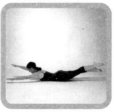

Página 213

**Estiramiento de la
pierna hacia atrás II**

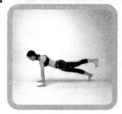

Página 242

**Estiramiento de la
pierna hacia delante II**

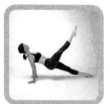

Página 240

Flexión de brazos

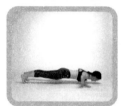

Página 250

Salto

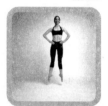

Página 238

Programa de nivel avanzado para personas de densidad ósea normal

Respiración –B

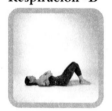

Página 148

**Roces de los dedos
de los pies –B**

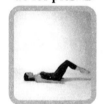

Página 216

El cien II

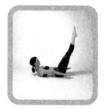

Página 234

El puente –B

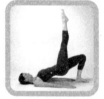

Página 150

**Estiramiento
de una sola pierna II**

Página 263

**Doble estiramiento
de piernas II**

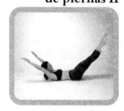

Página 232

Tirabuzón

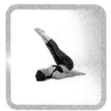

Página 229

Navaja

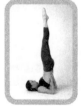

Página 236

El tormento III

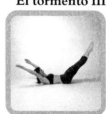

Página 271

Estiramiento desde el cuello

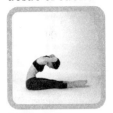

Página 244

Hamaca con piernas abiertas

Página 247

La sierra

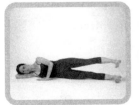

Página 257

Marioneta –B

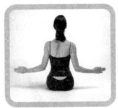

Página 156

Patadas laterales I –B

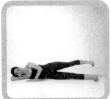

Página 188

Patadas laterales II –B

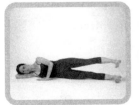

Página 191

Patadas laterales III –B

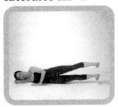

Página 194

Patadas laterales V

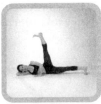

Página 259

Patadas laterales VI

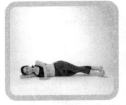

Página 261

Estiramiento de los músculos de la parte posterior de la rodilla

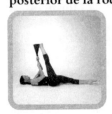

Página 206

Estiramiento del cuádriceps –B

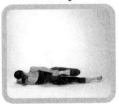

Página 206

El cisne I –B desafío

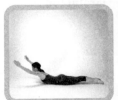

Página 208

El cisne II –B

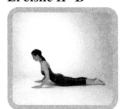

Página 212

El cisne III

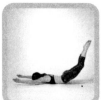

Página 265

**Estiramiento
de la pierna
hacia atrás II**

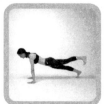

Página 242

**Estiramiento de la
pierna hacia delante II**

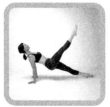

Página 240

Torsión

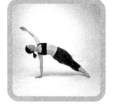

Página 274

Flexión de brazos

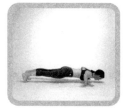

Página 250

Salto

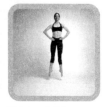

Página 238

**Estiramiento
del hombro**

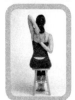

Página 182

Trabajar vértebra por vértebra

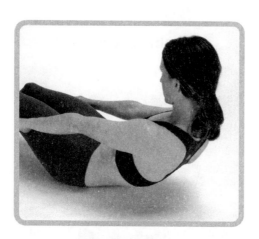

En un ejercicio para abdominales en el cual se recorre toda la columna, hay que dar tiempo a cada vértebra para que realice su trabajo individual. La mayoría de las personas tienen un sector de la columna que no "quiere" trabajar vértebra por vértebra, de modo que al llegar a ese sector baje la velocidad y dele tiempo. También puede imaginar que su columna es un collar de perlas que va subiendo o bajando de a una perla por vez.

Columna en forma de "C"

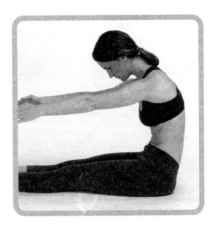

Para lograr esto, imagine un arco que va desde su cabeza hasta su sacro. No exagere la curvatura. Imagine que se está arqueando sobre una gran pelota y que no quiere aplastarla.

Hombros separados

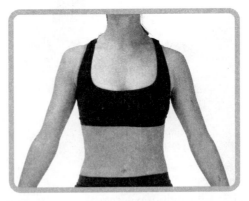

A fin de encontrar la posición óptima para los hombros, extienda ambos brazos, un poco separados de los costados del cuerpo. Ahora baje lentamente los brazos imaginando que los hombros están donde se hallaban las yemas de los dedos. Con este procedimiento evitará los hombros encorvados en todos los ejercicios.

Centro hacia arriba

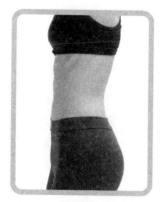

El centro trabajará en todos los ejercicios si usted siempre mantiene los músculos del vientre retraídos hacia la columna y elevados hacia la caja torácica, como si quisiera meterlos debajo de las costillas. Asegúrese de no levantar los hombros cuando levanta los abdominales. Esta técnica puede aplicarse no sólo a los ejercicios sino a cualquier actividad, todos los días. Le sorprenderá comprobar cómo mejoran los músculos del vientre con esta simple técnica.

Columna bien apoyada en el suelo

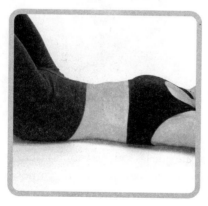

En algunos ejercicios hay que presionar bien la columna contra el piso para que los abdominales trabajen en forma correcta. No la deje separarse del suelo ni siquiera *un milímetro*. Trabaje de la manera correcta y obtendrá los resultados buscados.

Columna recta

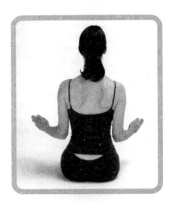

Una columna recta es una columna neutral. Si usted se apoyase contra una pared, la cabeza, hombros y caderas deberían tocarla. La parte posterior del cuello y la zona lumbar deberían formar una curva que se separa ligeramente de la pared.

Alineación de caderas y hombros

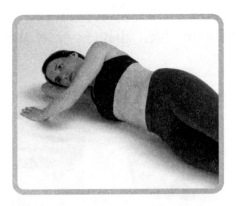

Es muy frecuente que las caderas y los hombros se desplacen hacia atrás o hacia delante. Manténgalos completamente inmóviles, a fin de que las piernas y el núcleo muscular hagan bien su tarea.

ÍNDICES

Índice temático

Índice

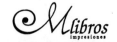

Este libro se terminó de imprimir
en noviembre de 2006
Tel.: (011) 4204-9013
Gral. Vedia 280 Avellaneda.
Buenos Aires - Argentina

Tirada 2000 ejemplares

Si desea recibir información gratuita sobre nuestras novedades y futuras publicaciones, por favor:

Llámenos o envíenos un fax al: (54-11) 4811-0507

Envíenos un e-mail: info@kier.com.ar

Complete el formulario en: www.kier.com.ar/cuestionario.php

Recorte esta página y envíela por correo a:

EDITORIAL KIER S.A.
Avda. Santa Fe 1260
CP 1059 - Buenos Aires
República Argentina
www.kier.com.ar
www.cnargentina.com.ar
www.megatiendanatural.com.ar

Apellido
Nombre
Dirección
Ciudad - Código Postal
Provincia - País
e-mail

Si desea realizar alguna sugerencia a la editorial o al autor, no dude en hacerla llegar. Su opinión es muy importante para nosotros.

Muchas gracias.
EDITORIAL KIER

OSTEOPILATES

SP
616.716 L754

Lineback, Karena Thek.
Osteopilates : para aumentar
la densidad osea, reducir
los riesgos de fracturas,
Stanaker ADU CIRC
05/07